Prof. Dr. med. Harald Stossier
Dr. med. Georg Stossier

ALLERGIEN & UNVERTRÄGLICHKEITEN LINDERN MIT DEM VIVAMAYR-PRINZIP

Prof. Dr. med. Harald Stossier
Dr. med. Georg Stossier

Allergien & Unverträglichkeiten

lindern mit dem VIVAMAYR-Prinzip

VERLAGSHAUS
DER ÄRZTE

ABBILDUNGSNACHWEIS

Archiv VIVAMAYR-Klinik: S. 26, 27, 32, 34 (2x), 45, 73, 89, 93, 96, 102, 108, 111, 114, 117, 123, 126, 140, 145, 152, 153, 154, 156, 161, 171, 175 (2x)

Andrea Malek: S. 16, 17, 20, 23, 29 (l.), 31, 38, 40, 43, 50, 53, 68, 74, 84, 86, 88

Lisa Hahsler: S. 64

pixabay: S. 29 r. (mermyhh, Sabine Lange)), 142 l. (yeondoo lee), 142 r. (apassarelli), 144 (silvia-rita), 160 (AnastasiaMaka), MediDesign Frank Geisler: S. 42 (2x)

Fotolia: S. 65 (Andrey Popov)

IMPRESSUM

© Verlagshaus der Ärzte GmbH, Nibelungengasse 13, A-1010 Wien
www.aerzteverlagshaus.at

1. Auflage 2019

ISBN 978-3-99052-191-5

Coverillustration: Francesco Ciccolella
Umschlaggestaltung und Satz: Malanda-Buchdesign, Andrea Malek, 8321 St. Margarethen/R.
Projektbetreuung: Marlene Weinzierl
Druck & Bindung: FINIDR, s.r.o., 73701 Český Těšín
Printed in Czech Republic

Aus Gründen der leichteren Lesbarkeit – vor allem in Hinblick auf die Vermeidung einer ausufernden Verwendung von Pronomen – haben wir uns dazu entschlossen, alle geschlechtsbezogenen Wörter nur in eingeschlechtlicher Form – der deutschen Sprache gemäß zumeist die männliche – zu verwenden. Selbstredend gelten alle Bezeichnungen gleichwertig für Frauen.

Inhalt

Einleitung

Die Zahl allergischer Erkrankungen ist deutlich im Zunehmen begriffen. Heutzutage leidet bis zu einem Fünftel der Bevölkerung unter allergischen Krankheiten mit unterschiedlichen Symptomen. Angefangen vom Heuschnupfen im Frühjahr über asthmatische Beschwerden und juckende Hauterscheinungen bis hin zu Gelenksbeschwerden oder Beschwerden im Bereich des Verdauungsapparates reicht die Palette der Erkrankungen. Oft sind die Symptome der Erkrankung eindeutig einer Allergie zuordenbar, wesentlich häufiger jedoch wird weder von Seiten des Patienten noch von Seiten des behandelnden Arztes an eine Allergie gedacht. Hier ist unbedingt ein Umdenken erforderlich.

In einer ganzheitlichen Betrachtungsweise spielt unsere Lebensweise, insbesondere die Ernährung in Kombination mit der Regulationsfähigkeit unseres Körpers, eine wichtige Rolle. In den letzten Jahren wurde häufig von Sportlern berichtet, die durch Änderungen der Ernährungsweise ihre Leistungsfähigkeit steigern konnten. Den Grundstein für diese Entwicklung legte die Forschung, die einzelne Lebensmittel als „unverträglich" erkannt hatte. – Nun ist der Spitzensportler sicher in einer Ausnahmesituation. Von ihm wird in Stresssituationen eine besondere Leistungsfähigkeit gefordert. Doch im Alltag haben viele von uns ebenso Stresssituationen wie ein Sportler im Wettkampf zu bewältigen. Von uns werden im beruflichen, im privaten, ja, in allen Lebenssituationen Höchstleistungen gefordert. Selbst von unseren Kindern und Jugendlichen erwarten wir Ähnliches im schulischen Bereich – und immer öfter auch in der Freizeitgestaltung. Es ist also nicht verwunderlich, dass die Regulationsfähigkeit unseres Organismus gerade in solchen Belastungssituationen überfordert wird.

In der klassischen Medizin haben wir genaue biochemische Vorstellungen von einer Allergie. Es ist genau erforscht, wie der Stoffwechsel in solchen Situationen reagiert, welche chemischen Prozesse ablaufen, mit welchen Beschwerden zu rechnen ist und auch welche therapeutischen Möglichkeiten bestehen. Trotzdem gibt es viele Konstellationen und damit auch Menschen, die nicht in die bisher üblichen Schemata passen. Die Beschwerden dieser Personen lassen sich nicht einfach mit schulmedizinischen Methoden erklären. Unabhängig von der Art der biochemischen Reaktion können nämlich die auftretenden Beschwerden ident mit jenen einer Allergie sein, nur dass eben die Diagnostikkriterien eine Zuordnung zu einer echten Allergie nicht zulassen.

In diesem Buch versuchen wir zu erklären, wie der Begriff der Allergie auf moderne Weise etwas weiter gefasst werden kann und welche Faktoren im Hinblick auf unsere Lebensführung die zunehmenden allergischen Beschwerden erklären könnten. So findet es zum Beispiel vermehrt Anerkennung, dass wir nicht nur von Allergien im engeren Sinn sprechen, sondern auch von Unverträglichkeiten bzw. Intoleranzen. Besonderes Augenmerk werden wir auf Lebensmittelintoleranzen legen, da diese im Alltag einen entscheidenden Einfluss auf unser Wohlbefinden haben und deren Verlauf viele Erkrankungen (mit)beeinflusst.

GRUNDLAGEN

Der Begriff „Allergie" wurde bereits im Jahr 1906 vom Wiener Kinderarzt Dr. Clemens von Pirquet geprägt. Mit diesem Begriff bezeichnete er ursprünglich die Reaktionsbereitschaft des Immunsystems nach dem Erstkontakt mit einem Antigen – einem artfremden Eiweißstoff im Organismus. Dies schloss sowohl eine Toleranz als Reaktion als auch eine überschießende Reaktion in Form einer Antikörperproduktion zur Bekämpfung des (vermeintlichen) Krankheitserregers mit ein. Mit zunehmender Kenntnis der biochemischen Abläufe wurde mit „Allergie" schließlich nur noch die überschießende Immunreaktion bezeichnet. Heutzutage unterscheiden wir bei Allergien im Wesentlichen vier Reaktionstypen (siehe Seite 21 f.), welche nach Coombs und Gell lediglich die überschießende Reaktion nach einem Erstkontakt beinhalten. Wir werden allerdings bald erkennen, dass diese Betrachtung nicht mehr ganz zeitgemäß ist, und unser Verständnis der verschiedenen Reaktionen um die sogenannten Unverträglichkeiten erweitern müssen. Wenn auch die biochemischen Abläufe etwas anders sind, so bleiben doch die Auswirkungen und Beschwerden fast die gleichen.

Die Allergie ist also Teil des **Regulationsvermögens des Immunsystems** und an bestimmte Abläufe gebunden. Solche komplexen Abläufe sind grundsätzlich auch notwendig, um die Integrität des Organismus zu bewahren. Das Immunsystem ist wichtig, um entsprechende Abwehrmechanismen gegenüber Fremdstoffen aller Art vorweisen zu können. Ein banaler Infekt durch Viren oder Bakterien etwa erfordert das rasche Reagieren und Eingreifen des gesamten komplexen Immunsystems, damit der Organismus nicht Schaden erleidet. Hierbei sind viele Organe und Gewebe beteiligt, eine Vielzahl von biochemischen Abläufen steuern die Reaktionen der Abwehr.

Das Immunsystem ist letztlich im gesamten Organismus verteilt, tritt aber schwerpunktmäßig in engen Kontakt mit dem Verdauungsapparat. Dies wohl deshalb, weil der Verdauungsapparat die größte Kontaktfläche mit unserer Umwelt darstellt. Alle Lebensmittel, die wir zu uns nehmen, sind ja primär noch Fremdstoffe, die erst durch die Verarbeitung im Darm für uns verwertbar werden. Daher ist es logisch und sinnvoll, dass das Immunsystem sich vorrangig in diesem Bereich befindet. Grundsätzlich schützt uns das Immunsystem und versucht lediglich, unsere Integrität und Individualität zu erhalten. Und nachdem dies den gesamten Organismus betrifft, führt diese Tatsache dazu, dass die Symptome bei relativ einheitlichen biochemischen Abläufen sehr unterschiedlich sein können. Sie hängen von den Organen ab, die am häufigsten betroffen sind. Zwar spielt der Ort des Kontaktes mit dem Allergen eine gewisse Rolle; er ist aber nicht der einzige Grund, warum in einem bestimmten Bereich des Körpers letztlich allergische Symptome auftreten können.

Gelangt eine körperfremde Substanz, das **Antigen**, in den Organismus, so reagiert das Immunsystem. Das Antigen wird durch verschiedenste Maßnahmen unschädlich gemacht. Hierbei sind zwei Dinge wichtig:

1. Antigene sind Eiweißstrukturen.
2. Das Immunsystem hat ein Gedächtnis.

Punkt 1 bedeutet, dass Eiweiß der Hauptauslöser von Allergien ist. Punkt 2 ist insofern von Bedeutung, als man einige Erkrankungen aufgrund der Immunität nur einmal durchleben muss. Dazu gehören bestimmte Kinderkrankheiten wie Mumps oder Röteln. In anderen Fällen ist es gerade dieses Erinnern an den Erstkontakt mit einem Allergen, das schließlich zu einer raschen und überschießenden Reaktion im Sinne einer Allergie führen kann.

Bedeutung von Eiweiß bei Allergien

Wie oben erwähnt sind Eiweißstrukturen die hauptsächlichen Verursacher von allergischen Reaktionen. Wir werden zwar in weiterer Folge auch Reaktionen auf Zucker als Unverträglichkeiten kennenlernen und besprechen, aber die Rolle von Eiweiß bei allergischen Erkrankungen ist eine ganz besondere.

Eiweiß bestimmt unsere Individualität – so könnte man dessen Funktion kurz und bündig beschreiben. Aber was bedeutet das?

Jeder von uns hat seine ganz persönliche Eiweißstruktur und definiert sich durch diese sozusagen selbst. Wahrscheinlich gibt es keine zwei Menschen auf diesem Planeten mit exakt derselben Eiweißstruktur. So individuell sind wir. Das ist auch notwendig, wenn unser Stoffwechsel optimal funktionieren soll. Wir unterscheiden genau zwischen „körpereigen" und „körperfremd" und letztlich akzeptiert der Organismus nur jene Strukturen, die auch unser Immunsystem als körpereigen und damit als ungefährlich einstuft. So gesehen hat unser Immunsystem eine wichtige Kontrollfunktion.

In der modernen Medizin muss diesem Umstand beispielsweise bei Organtransplantationen Rechnung getragen werden. Bevor eine Transplantation erfolgen kann, müssen Spender und Empfänger auf eine möglichst große Übereinstimmung der Strukturen überprüft werden. Und selbst dann noch muss – um den Erfolg der Maßnahmen zu gewährleisten – das Immunsystem langfristig behandelt werden, damit das Spenderorgan nicht abgestoßen wird.

Aus all dem Dargestellten geht hervor, dass uns der Eiweißstoffwechsel im Zuge der Allergieproblematik besonders interessieren wird.

Besonders die enorme Zunahme von verschiedenen **Lebensmittelunverträglichkeiten** sollte den Blick auf diesen Bereich lenken. Eiweiß, das entweder aus tierischen oder pflanzlichen Quellen zugeführt wird, ist ja zum Zeitpunkt der Nahrungsaufnahme kein körpereigenes Eiweiß. Als Lebensmittel hat es noch die tierische oder pflanzliche „Individualität"; sie muss erst durch den aufwendigen Verdauungsprozess abgebaut werden. Leider verläuft dieser Prozess bei vielen Menschen aufgrund unterschiedlicher Faktoren nicht mehr in gesunden Bahnen und wird so zu einem Hauptverursacher von Lebensmittelunverträglichkeiten und daraus resultierenden Erkrankungen. Aus diesen Gründen legen wir in der Therapie das Hauptaugenmerk auf die Wiederherstellung der Integrität des Verdauungsapparates durch eine gesunde Esskultur.

Die Entzündung als Reaktionsmuster

Die biochemischen Möglichkeiten des Immunsystems, körperfremde Stoffe zu eliminieren, sind im Wesentlichen die einer Entzündung. Dabei wird die Durchblutung durch vermehrte Permeabilität (Durchlässigkeit) betroffener Organbezirke gesteigert. Dies bringt mehr Flüssigkeit an den Ort des Geschehens und Enzyme aus den weißen Blutzellen werden versuchen, den Eindringling zu „verdauen". Das betroffene Areal wird dadurch wärmer, es sind Schmerzen spürbar und die Körperregion ist gerötet, sofern an der Oberfläche sichtbar. Die normale Organfunktion wird kurz- bis mittelfristig gestört. Dieser normale Reaktionsablauf des Immunsystems wird auch **Normergie** (normaler Ablauf im Gegensatz zur überschießenden Reaktion bei einer Allergie) genannt.

Derartige klassische Entzündungsabläufe finden wir auch bei den verschiedensten Erkrankungen, weshalb es nahe liegt, auch diese nicht typisch allergischen Erkrankungen in Richtung Unverträglichkeit hin zu untersuchen.

Im Idealfall ist eine Entzündung ein sich selbst limitierender Prozess. Es werden verschiedene sowohl zur Aktivierung als auch zum Beenden der Entzündung notwendige Botenstoffe gebildet, die einen normalen gesunden Ablauf steuern. Mineralstoffe, Vitamine und Spurenelemente spielen dabei eine besondere Rolle, da sie Bestandteil dieser Regulation sind und im Zuge dieses Prozesses verbraucht werden. Jede Entzündung ist auch ein **„Mineralräuber"**. Deshalb verbraucht eine chronische und überschießende Entzündung diese Mikronährstoffe vermehrt. Nicht selten führen uns die Beschwerden, welche aufgrund der resultierenden Defizite entstehen, zur eigentlichen Ursache vieler chronischer Erkrankungen: Sie werden letztlich durch Allergien oder Unverträglichkeiten ausgelöst.

Wir finden aber auch andere Mikronährstoff-verbrauchende Prozesse als Ursache von Allergien. Hier ist vor allem Stress zu nennen. Wir wissen zum Beispiel, dass durch Stress allergische Reaktionen ausgelöst werden oder deren Symptomatik verstärkt wird.

Allergie – ein „Grenzproblem“

Allergische Reaktionen entstehen an unseren Grenzflächen zur Umwelt, also dort, wo Fremdstoffe potentiell in den Körper eindringen können. So ist die Haut als größte sichtbare Kontaktfläche betroffen, aber auch unsere innere Oberfläche, die Lunge und der Verdauungsapparat mit ihren „Schleimhäuten“ werden in Mitleidenschaft gezogen. Wenn eine Allergie hier auch ihren Ursprung nimmt, heißt das trotzdem nicht, dass die Reaktion nur auf diese Organe beschränkt bleibt. Vor allem die zahlreichen daraus resultierenden Prozesse im Verdauungsapparat führen zu einer Vielzahl von Beschwerden, die weit weg vom Ort ihres Ursprungs liegen (siehe auch „intestinale Autointoxikation“ auf Seite 46 ff.).

Grenzen spielen aber nicht nur im Körperlichen eine Rolle, sondern auch im emotional-seelischen Bereich. Oft haben Allergiker auch im Alltag Probleme, Grenzen zu ziehen, also sich „abzugrenzen“. Solche emotionalen Muster können im sozialen Umfeld zu entsprechenden Konsequenzen führen, die als allergische Reaktion bewertet werden. Sie beeinflussen die Wahl der therapeutischen Maßnahmen selbstverständlich mit und werden durch diese im Rahmen der Therapie auch verbessert.

Stressreaktion nach Selye

Immunologische Reaktionen unterliegen wie alle Stoffwechselprozesse im Körper gewissen Gesetzmäßigkeiten. Letztlich sind es Reaktionen auf bestimmte Reize, die im Normalfall richtig erkannt, sinnvoll verarbeitet und zielgerichtet beantwortet werden. Diese Fähigkeit der Reizerkennung, -verarbeitung und -beantwortung erfolgt in charakteristischen stadienhaften Abläufen und ist Merkmal unseres Lebens. Diesen stadienhaften Ablauf beschrieb Dr. Hans Selye als „Stressreaktion“.

Selye – der stadienhafte Ablauf einer Stressreaktion (modif. nach Strienz)

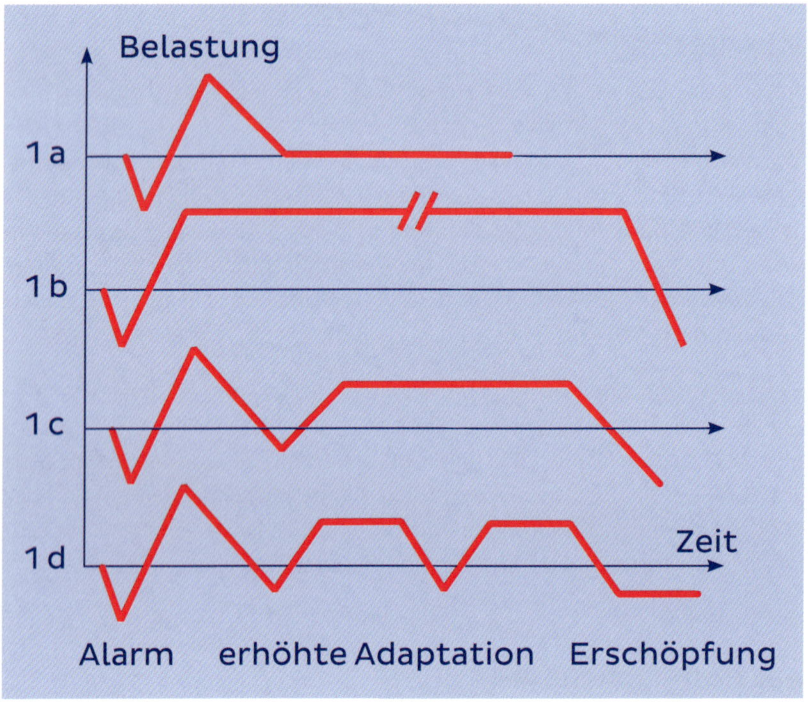

Es kommt dabei durch den auslösenden Reiz zu einer kurzen Alarmphase mit anschließend erhöhter Adaptation (Anpassungsphase). Bei gutem Regulationsvermögen, also entsprechendem Ausgleich des Reizes, erfolgt die Rückkehr zur Ausgangslage: die Normergie (siehe Abb. 1a). Solche Reaktionen laufen jeden Tag in unserem Körper ab, ohne dass wir diese großartig wahrnehmen.

Oft aber bleibt der Reiz längere Zeit bestehen, kommt immer wieder oder wir können nicht adäquat darauf reagieren, sodass unser Organismus in einer gewissen Anspannung verbleibt. Denn letztlich ist es unser Bestreben, die Herausforderung zu überwinden. Diesem Prinzip liegt auch das Prinzip des lebenslangen Lernens zugrunde. Die Anspannung – oder wie Selye es nannte, die erhöhte Adaptation – können wir durchaus über einen längeren Zeitraum tolerieren (Monate bis Jahre). Gelingt es aber nie, die Anspannung zu überwinden, landen wir in der Erschöpfung (siehe Abb. 1b). Dies entspricht dann der von Selye definierten Stressreaktion:

Stress ist die Summe aller Adaptationsvorgänge, mit denen wir auf Reize, die von innen oder außen auf den Körper treffen, reagieren.

Damit wird klar, dass eine Stressreaktion nicht nur den Auslöser, sondern auch unsere Reaktionsfähigkeit dahingehend beinhaltet. Auch die Reaktionen bei allergischen Erkrankungen zeigen typische Charakteristika dieser Stressreaktion. Ganz allgemein kann ein Allergen als Auslöser einer Stressreaktion betrachtet werden und die Symptome als Folge dieser Reaktion. Dabei ist es oft schwierig zu beurteilen, wie lange jemand in der erhöhten Adaptation verbleibt bzw. verbleiben kann, bis es in die Erschöpfung übergeht. Dies hängt sicher von vielen Faktoren (Konstitution, Ernährung, Mineralstoffversorgung etc.) ab.

Wir wissen heute, dass die Abläufe dieser Reaktionen individuellen Schwankungen und Variationen unterliegen. Es gilt nicht immer das Alles-oder-Nichts-Prinzip; der Ablauf kann aufgrund individueller Gegebenheiten unterschiedlich sein (in der Abbildung dargestellt durch Kurve 1c und 1d).

Beteiligte Komponenten bei Allergie oder Intoleranz

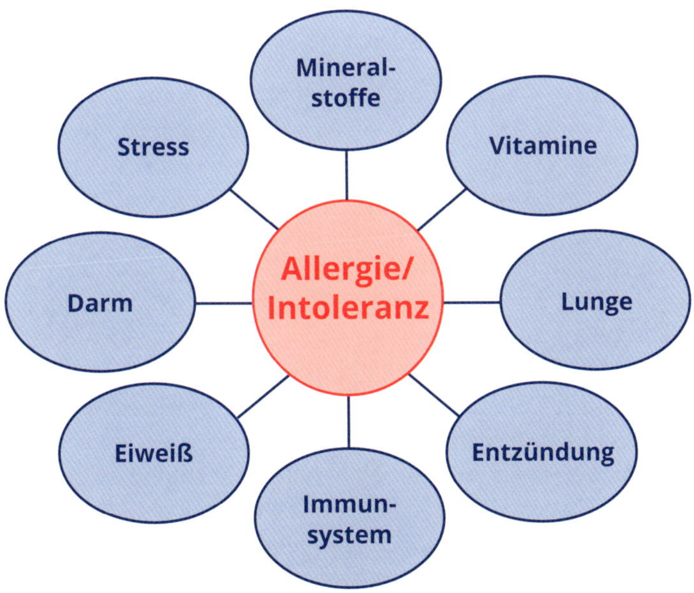

Interessant ist auch, dass Selye selbst drei Organsysteme beschrieb, welche primär bei Stressbelastungen reagieren und Beschwerden verursachen:

- Thymus → Immunsystem
- Magen → Säure-Basen-Haushalt
- Nebenniere → Hormonsystem

Natürlich sind möglicherweise auch noch andere Organsysteme mitbeteiligt, aber allein aus obiger Auflistung erkennt man bereits die engen Zusammenhänge mit der Allergie: Der Thymus hat eine entscheidende Funktion im **Immunsystem** und seine Mitbeteiligung im Rahmen von Stressvorgängen lässt die enorme Zunahme von Intoleranzen in einem neuen Licht erscheinen.

Außerdem gilt: Stress macht sauer. Histamin etwa fördert die Säureproduktion im Magen. Die lokale Reaktion auf eine Allergie ist die Entzündung, diese wiederum führt zu einer **lokalen Säurebelastung**. Praktisch jede Form einer Gewebsübersäuerung kann also durch eine Allergie ausgelöst werden und sollte deshalb auch dahingehend untersucht werden. Klassische Beispiele sind meist chronische entzündliche Erkrankungen wie Fibromyalgie und alle rheumatischen Erkrankungen.

Ein Zeichen der engen Verknüpfung von Immun- und Hormonsystem bei Allergien ist die Beteiligung der Nebenniere an der Kompensation von allergischen Erkrankungen. Entwickelt sich eine Lebensmittelintoleranz, so bedeutet dies erst mal Stress für den Organismus. Konsequenterweise versucht unser Körper durch Aktivierung der Nebenniere über Adrenalin und Kortison – die beiden wichtigsten Hormone – dagegenzusteuern. Das gelingt kurzfristig ganz gut, allerdings wird die Nebenniere bei anhaltender Unverträglichkeit müde und kann nur mehr unzureichend gegen die nach wie vor bestehende Belastung ankämpfen. Körperliche Müdigkeit und Erschöpfung sind die Folge. Damit die Nebenniere weiter aktiv und reaktionsfreudig bleibt, benötigen wir dann immer stärkere, anhaltende Stimuli. Dies führt dazu, dass immer mehr von den unverträglichen Lebensmitteln zugeführt wird, um die Aktivierung der Nebennierenhormone zu gewährleisten. Es entwickelt sich eine sogenannte „Suchtallergie", im Zuge derer gerade unverträgliche Lebensmittel gegessen werden, um die Nebenniere immer wieder anzuregen. Selbstverständlich ist dies für unsere Gesundheit ungünstig, weshalb der Teufelskreis therapeutisch unterbrochen werden muss, um eine nachhaltige Gesundung zu erreichen.

Die Beteiligung des **Hormonsystems** bei Allergien und Intoleranzen drückt sich nicht nur in einer hormonellen Dysbalance und Erschöpfung aus, sondern auch darin, dass heftige Menstruationsbeschwerden auftreten können. Histamin hat auch bei diesem Stoffwechselprozess eine steuernde Funktion. Eine überschießende Histaminproduktion intensiviert das Beschwerdebild.

Erkennt man nun die Zusammenhänge zwischen einer **Allergie und Stress**, so wird schnell klar, dass für eine effektive Therapie das Unterbrechen des Circulus vitiosus – des Teufelskreises aus Allergie, Entzündung, Stress, Erschöpfung und Burnout – notwendig ist. Wie dies mit dem VIVAMAYR-Prinzip in hervorragender Art und Weise gelingen kann, erfahren Sie ab Seite 101.

Kennzeichen einer Allergie

Unter Allergie verstehen wir heute die über das eigentliche Ziel hinausschießende Reaktion des Immunsystems.

Dies setzt voraus, dass ein spezifischer Reiz eines Antigens – eines artfremden Eiweißstoffes – zur Gegenreaktion in Form einer Überempfindlichkeit führt. Dabei ist der Begriff des Antigens ein relativer und nicht absolut zu sehen. Das bedeutet, dass ein Antigen bei einer bestimmten Person zu einer Reaktion führen kann, bei einer anderen hingegen nicht. Entscheidend ist also die spezifische Reaktion des menschlichen Organismus. Antigene sind Moleküle (Stoffe, chemische Verbindungen), die bei spezifischen Zellen des Immunsystems eine immunologische Antwort auslösen. Streng genommen wäre es zu wünschen, dass die Antwort des Immunsystems genau auf dieses eine Antigen bezogen ist und bleibt. Wir müssen allerdings feststellen, dass es übergreifend auch Reaktionen auf andere Stoffe gibt, deren Struktur Ähnlichkeit mit dem eigentlichen Antigen aufweist. In diesem Fall sprechen wir von einer **Kreuzallergie** (siehe S. 23 f.). Als Antigen kommen sehr viele Stoffe in Betracht, die in zum Teil höchst unterschiedlicher Form Kontakt mit unserem Körper aufnehmen, wie in der Tabelle auf Seite 20 aufgelistet.

Nicht alle diese Auslöser wirken direkt allergisierend; einige Faktoren begünstigen oder verstärken eine Reaktion. Stress oder verschiedene physikalische Reize wirken indirekt und benötigen bestimmte Voraussetzungen, damit sich eine Allergie entwickelt. So unterschiedlich die allergisierenden Faktoren auch sein mögen, so uniform sind die daraus resultierenden biochemischen Abläufe.

Allergieauslösende Faktoren

DIREKTE AUSLÖSER	Chemische Substanz	○ Nahrungsmittel ○ Arzneimittel ○ Umweltgifte ○ typische Allergene (Pollen, Insektenstoffe) ○ Chemikalien aus Haushalt und Beruf (Reinigungsmittel, Kosmetika etc.)
	Mikroorganismen	○ Bakterien ○ Viren ○ Pilze ○ Parasiten ○ Chlamydien
	Fremdstoffe	○ Asbest ○ Plastik ○ Zahnmaterialien ○ Kunststoffe ○ Schwermetalle (Amalgam) ○ Tierhaare, Hausstaub
	Transplantate	○ Bluttransfusion ○ organische Transplantate
INDIREKTE AUSLÖSER	Physikalische Reize	○ Temperatur ○ Strahlen (Röntgen) ○ Sonne (UV-Strahlen) ○ Säure-Basen-Ungleichgewicht
	Mechanische Reize	○ Druck
	Psychische Belastung	○ Trauer ○ Sorgen ○ Angst ○ Stress

Formen der Allergie

Primäre Allergie

Über die Klassifikation einer Allergie entscheidet die Art der Immunglobulinreaktion. Die beiden Forscher Coombs und Gell schufen 1968 eine Einteilung in vier verschiedene Reaktionstypen:

Typ I: Sofortreaktion – Anaphylaxie

Die Reaktion wird durch Immunglobuline der Klasse E (Abkürzung: IgE) vermittelt. Diese Immunglobuline machen zwar nur einen geringen Anteil von ca. 0,001 Prozent aller Immunglobuline aus, führen aber sehr rasch, d. h. innerhalb von Sekunden bis Minuten, zur Reaktion (Soforttyp). Spezifische Immunglobuline werden als Reaktion auf den Kontakt mit dem Antigen gebildet und führen zur Freisetzung von gefäßaktiven Stoffen wie Histamin. Heftigste Entzündungsreaktionen bis hin zum anaphylaktischen Schock als lebensbedrohliche Maximalvariante sind möglich. Klassischerweise tritt diese Reaktion bei Pollen- oder Arzneimittelallergien und bei Kontakt mit Insektengift auf, aber fast nie bei Lebensmitteln.

Typ II: Frühreaktion – Zytotoxischer Typ

Die Allergene sind an den Zelloberflächen lokalisiert. Nach einem Erstkontakt werden Immunglobuline der Klasse G (Abkürzung: IgG) und der Klasse M (Abkürzung: IgM) gebildet. IgG machen etwa 75 Prozent aller Immunglobuline aus, IgM etwa 10 Prozent. Mit einer Latenz von 12 bis 24 Stunden kommt es als Folge von Zellzerstörung (zytotoxische Reaktion) zu Entzündungsvorgängen. Diese Ereignisse finden z. B. bei Blutgruppenreaktion bzw. bei Unverträglichkeiten gegenüber fremdem Gewebe statt.

Typ III: Frühreaktion – Immunkomplexbildung

Das Antigen und der entsprechende Antikörper bilden einen Komplex. Diese Komplexe aktivieren das Immunsystem und führen durch Ablagerung im Gewebe wieder zu erheblichen Entzündungsreaktionen. Typischerweise finden diese Vorgänge bei Nieren- und Gefäßerkrankungen statt.

Typ IV: Spätreaktion

Hier erfolgt die Sensibilisierung spezifischer Zellen: der T-Lymphozyten. Es handelt sich um weiße Blutzellen zur Immunabwehr, die erst etwas später – nach circa 48 bis 72 Stunden – eine Entzündungsreaktion auslösen. Typischerweise tritt dies bei Kontaktekzemen und bei Abstoßungsreaktionen nach Organtransplantationen auf.

Diese vier Arten der biochemischen Reaktion bilden die Grundlage sogenannter primärer Allergien. Solche primären Allergien werden also durch Insektengifte, verschiedene Chemikalien, Pollen, Fremdgewebe oder durch in Tabelle 1 unter „direkte Auslöser" angegebene Substanzen verursacht. Die beschriebenen Reaktionen können zwar auch durch Lebensmittel ausgelöst werden, das kommt aber eher selten vor und stellt die Ausnahme dar. Wenn sie allerdings auftreten, dann sind sie gravierend und mitunter sogar lebensbedrohlich. Die betroffenen Personen kennen solche Lebensmittelallergien sehr gut aus eigener leidvoller Erfahrung und sollten auch immer eine Notfallmedikation bereithaben.

Es ist aber auch klar, dass die Einteilung in Typ I bis Typ IV nach Coombs und Gell nur ein grobes Schema darstellt. Denn eine allergische Reaktion ist nach vielen verschiedenen biochemischen Gesichtspunkten zu beurteilen. Eine einfache Einteilung nach dem Alles-oder-Nichts-Prinzip wie bis noch vor wenigen Jahren ist heute sicher nicht mehr zulässig. Daher muss für die Zukunft die Betrachtung entsprechend um die im Folgenden dargestellten biochemischen Erkenntnisse erweitert, die Diagnostik verfeinert und die Therapie individueller gestaltet werden. Oft laufen auch mehrere Reaktionen gleichzeitig ab bzw. beeinflussen sich gegenseitig.

Kreuzreaktionen

Eigentlich ist eine Allergie dadurch definiert, dass eine Reaktion auf ein spezifisches Antigen erfolgt. Sind bestimmte Anteile eines Allergens zufällig ident mit jenen anderer Stoffe bzw. weisen sie ähnliche Strukturen wie andere Stoffe auf, so kann eine Reaktion auch auf diesen – an sich nicht allergisierenden – Stoff erfolgen. Und zwar unabhängig vom Erstkontakt.

Kreuzallergie bedeutet also, dass eine Reaktion auch dann auftritt, wenn kein Kontakt mit dem eigentlichen Allergen stattgefunden hat.

Hierdurch findet sich oft eine Kombination von Nahrungsmittelallergien mit pollenassoziierten Allergien. Häufige Kreuzreaktionen zeigt die folgende Tabelle.

Kreuzreaktionen im Überblick (nach Jarisch*)

	Allergen	Assoziierte Lebensmittelintoleranzen
POLLEN	Hasel, Erle, Birke (März–Mai)	Kernobst (Äpfel, Birnen) Steinobst (Pfirsiche, Kirschen, Marillen/Aprikosen, Zwetschken) Kiwis, Haselnüsse, Walnüsse, Mandeln, Erdnüsse, Karotten, Sellerie (Zeller), Kartoffeln (roh), Paprika u. a.
POLLEN	Gräser, Roggen (Juni–Juli) Beifuß, Ragweed (August)	Tomaten, Erdnüsse, Melanzani/Auberginen, Melonen Sellerie (Zeller), Karotten, Bananen, Melonen, Mango Pistazien, Cashewnüsse, Kümmel, Anis, Fenchel, Pfeffer, Majoran, Basilikum u. a.
	Hausstaubmilbe	Krebstier, Muscheln Rindfleisch, Schweinefleisch, Geflügelfleisch
	Latex	Bananen, Avocados, Edelkastanien, Kiwis, Pfirsiche, Mandeln, Kartoffeln (roh), Buchweizen, Feigen
	Ficus benjamina (u. a. Gummibäume)	Feigen Kiwis, Ananas, Papaya

* Jarisch, R.: „Histaminintoleranz" (siehe Literaturverzeichnis)

Dabei ist festzuhalten, dass die Kreuzreaktion nicht zwingend auftreten muss. Sie kann vorhanden sein, nur gegenüber einem oder mehreren Lebensmitteln auftreten oder auch gänzlich fehlen. Eine Vorhersage lässt sich nur schwer treffen, eine individuelle Überprüfung ist notwendig (siehe Diagnostik ab Seite 77). Es ist in jedem Fall zu empfehlen, jene Lebensmittel, die potentiell Kreuzallergien auslösen, zumindest während der pollenbelastenden Zeit zu meiden bzw. zu reduzieren. Dies vermindert die Symptomatik in vielen Fällen erheblich. Besonders hervorzuheben ist, dass die jeweiligen Lebensmittel bei pollenassoziierter Lebensmittelallergie durch Kochen oft wieder verträglich werden. Dies ist ein wesentlicher Unterschied zur sogenannten Histaminintoleranz. Pollenallergiker vertragen beispielsweise gekochte Karotten, nicht aber, wenn diese roh gegessen werden.

In den letzten Jahren mussten wir durch praktische Erfahrung lernen und akzeptieren, dass es eine Reihe von Beschwerden und Erkrankungen gibt, die sich wie eine Allergie darstellen, aber nicht in die kategorische Einteilung Typ I bis IV nach Coombs und Gell passen. Daher wurden dafür verschiedene Begrifflichkeiten wie Intoleranz, Unverträglichkeit, erhöhte Sensibilität und viele mehr verwendet. Vor allem im Bereich der Lebensmittelreaktionen finden wir zum Teil heftigste Beschwerden und Symptome, die die Lebensqualität massiv beeinträchtigen können. Die Begriffe „Allergie" und „Intoleranz" werden dabei oft synonym verwendet, was in Anbetracht der bekannten biochemischen Unterschiede nicht immer zum klaren Verständnis beiträgt. Aber nicht nur neue Begriffe sind notwendig, um die Abläufe zu beschreiben: Wir brauchen überhaupt ein neues Verständnis und eine ganzheitliche Sichtweise, um dem Phänomen der Unverträglichkeiten auf die Spur zu kommen. Deshalb werden wir zunächst die Folgen von Stressreaktionen im Körper näher beleuchten, bevor wir einen ausführlichen Blick auf die Bedeutung des Verdauungsapparates für die Entwicklung von Allergien als auch von Intoleranzen werfen.

ALLERGIEN UND DER VERDAUUNGSAPPARAT

Welche Rolle spielt nun der Verdauungsapparat bei der Entstehung von allergischen Erkrankungen?

60 Prozent des Immunsystems sind an den Verdauungsapparat gekoppelt. Hier wird auch über Verträglichkeit oder Allergie entschieden. Salopp gesagt: Ist der Verdauungsapparat in Ordnung, sind Allergien seltener. Ohne Behandlung des Verdauungsapparates hingegen sind allergische Erkrankungen langfristig nicht behandelbar.

Die Aufgabe unseres Verdauungstraktes ist es, die Speisen so aufzubereiten, dass eine für den Stoffwechsel verwertbare Nährlösung entsteht. Der Verdauungsapparat beginnt bei den Lippen und endet beim After. Somit ist klar, dass das Zusammenwirken unterschiedlichster Vorgänge notwendig ist, um das Ziel – nämlich eine verwertbare Nährlösung zu erhalten – zu erreichen. Diesen Ablauf kann man insgesamt als „Ernährung“ bezeichnen. (Nähere Informationen dazu finden Sie in unserem Buch „Ernährung – worauf es wirklich ankommt“.)

Sich zu ernähren bedeutet nicht nur das Zuführen von Lebensmitteln, sondern auch den Umgang mit ihnen und die Verwertung derselben. Vielfach wird Ernährung einfach damit gleichgestellt, wie viel von welchem Lebensmittel gegessen wird. Es hat zwar Bedeutung, dass wir uns in Zeiten von BSE oder Umweltbelastung und -verschmutzung um die Qualität der Lebensmittel bemühen. Artgerechter Tierhaltung, biologischer Landwirtschaft und dem respektvollen Umgang in der Produktion und Verarbeitung von Lebensmitteln soll heute unbedingt (wieder) mehr Bedeutung beigemessen werden. Aber wir müssen uns auch die Frage stellen, ob das, was wir essen möchten, von uns in diesem Moment überhaupt verdaut werden kann.

Der österreichische Arzt und Verdauungsforscher Dr. Franz Xaver Mayr hat es einmal sehr treffend formuliert:

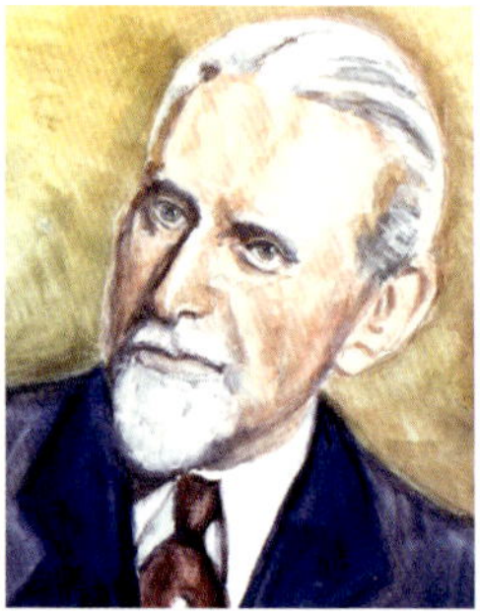

„Die Ernährung ist das Zusammenspiel von Lebensmitteln und individueller Verdauungsleistung."

Es muss sichergestellt sein, dass das, was wir essen (wollen), in unserem Körper auch umgesetzt werden kann. Erst dann können wir von einer gesunden Ernährung sprechen. Allergien haben viel mit Fremdartigem zu tun. Wie bereits erwähnt, definieren wir unsere Individualität durch unsere persönliche Eiweißstruktur. Unser Organismus erkennt fremdartiges Eiweiß sofort. Dieses Erkennen und entsprechendes Reagieren ist Aufgabe unseres Immunsystems. Nun ernähren wir uns täglich mit Lebensmitteln, die nicht nur körperfremdes Eiweiß beinhalten, sondern sogar artfremden, tierischen oder pflanzlichen Ursprungs sind. Es stellt sich also die Frage, warum wir dieses Fremdeiweiß nicht abstoßen. Im Gegenteil: Wir leben davon und beziehen Kraft und Energie daraus.

Der Verdauungsapparat hat dabei eine Schlüsselfunktion. Ganz allgemein gesprochen ist es seine Aufgabe, die zugeführten Lebensmittel soweit abzubauen, dass ihnen die Fremdartigkeit entzogen wird. In Bezug auf das Eiweiß bedeutet dies, dass es in seine kleinsten Bestandteile zerlegt wird – die sogenannten Aminosäuren. Diese **Aminosäuren** werden nun als Mono-, Di- oder Tripeptide, also einzeln, zu zweit oder zu dritt, von der Schleimhaut des Verdauungsapparates aufgenommen. In dieser Form besitzen sie keine Fremdartigkeit mehr. Im Zuge der Stoffwechselvorgänge kann in weiterer Folge aus diesen einzelnen Aminosäuren das körpereigene Eiweiß aufgebaut werden.

Eine weitere Funktion des Verdauungsapparates ist jene der **Barriere**. Das bedeutet, dass der Verdauungsapparat die Grenze zwischen der Innenwelt des Or-

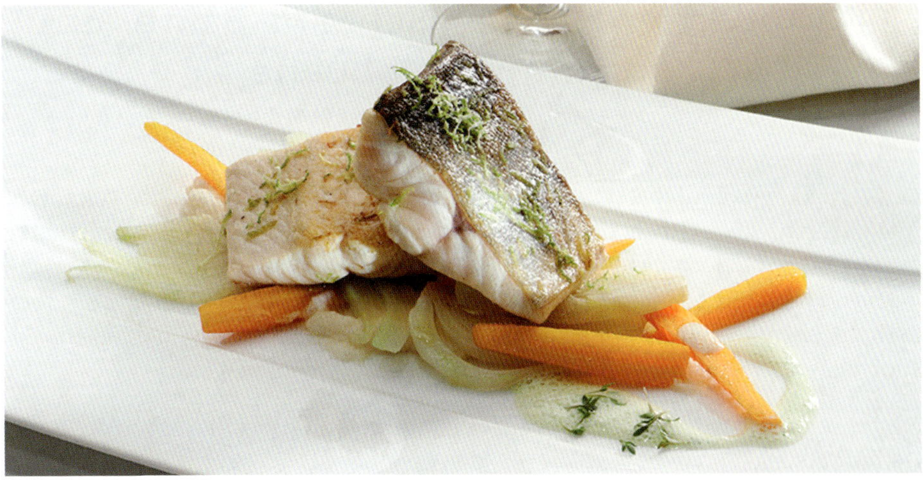

ganismus und der Außenwelt in Form des Darminhaltes darstellt. Solange ein Lebensmittel also noch im Darminneren ist, unterliegt es den Gesetzmäßigkeiten der Verdauungsprozesse und ist eigentlich noch nicht im Stoffwechsel des Körpers angekommen. Der Darm kontrolliert, was wann wo aufgenommen werden darf. Auf unser Eiweiß bezogen bedeutet dies, dass große Eiweißmoleküle nicht aufgenommen werden, sondern wie bereits beschrieben erst zerlegt werden müssen. Eine intakte Barrierefunktion ist ein wichtiges Kriterium für einen gesunden Verdauungsapparat.

All diese Prozesse werden sozusagen zur Sicherheit vom Immunsystem kontrolliert. Wir finden dieses entlang des gesamten Verdauungsapparates: die Rachenmandel, die Seitenstränge, Lymphgewebe im Bereich von Dünn- und Dickdarm und des Appendix (alltagssprachlich als „Blinddarm" bezeichnet). So sind 60 bis 70 Prozent des gesamten Immunsystems an den Darm gekoppelt. Dies ist sehr sinnvoll, nachdem über den Verdauungsapparat täglich große Mengen an „Fremdmaterialien" in den Körper gelangen, welche letztlich vom Immunsystem auf ihre Integrität und Verträglichkeit hin überprüft werden müssen. Dieses darmassoziierte Immunsystem ist gleichzeitig das Lymphsystem. Die aufgenommenen Speisen werden via Lymphe zur Leber transportiert, wo sie weiterverarbeitet werden. Hieran erkennt man wieder, wie weise die Natur wichtige Funktionen miteinander vereint: Während des Transportes werden die Stoffe kontrolliert. Dies ist insofern von Bedeutung, als im therapeutischen Bereich genau dort angesetzt werden kann (siehe ab Seite 104).

Darmbarriere: Zellen, Schleim, Bakterien und Immunglobuline

Der Verdauungsapparat stellt also die größte Grenzfläche zwischen der Außenwelt und unserem Stoffwechsel dar. Als Barriere soll er verhindern, dass Lebensmittelbestandteile, die noch nicht völlig abgebaut sind, in den Stoffwechsel des Körpers gelangen und dort allergisierend wirken. Diese Barrierefunktion ist nicht automatisch gegeben. Sie entwickelt sich am Anfang unseres Lebens, ist für unsere Gesundheit entscheidend und besteht aus mehreren Elementen.

Zunächst haben wir einen durchgehenden Zellverband, der die Oberfläche des Darms darstellt. Von diesen Zellen gebildet, befindet sich an deren Oberfläche eine „Schleimschicht", weshalb wir die Oberfläche auch als Schleimhaut bezeichnen. Darüber hinaus finden wir über den gesamten Verdauungsapparat verteilt einen durchgehenden Rasen von Bakterien. Weiters produzieren wir auch Abwehrstoffe des Immunsystems, sogenannte sekretorische Immunglobuline vom Typ A (sIgA). **Diese Kombination aus Zellen, Schleim, Bakterien und Immunglobulinen erfüllt also die Barrierefunktion.**

Gerade die **Bakterien** interessieren uns besonders. Am Anfang unseres Lebens gelangen diese sozusagen von außen in den Verdauungsapparat. Wir gehen heute davon aus, dass die erste Besiedelung des Darms mit der Geburt erfolgt und der Darm des Babys im Mutterleib noch weitgehend steril ist. (Obwohl es Hinweise gibt, dass erste Bakterieneinwanderungen bereits zu diesem Zeitpunkt erfolgen können.) Es ist daher nicht einerlei, ob eine Geburt natürlich durch den Geburtskanal der Mutter oder per Kaiserschnitt erfolgt. Bei der natürlichen Geburt können Keime aus dem Geburtskanal der Mutter in den Darm des Kindes gelangen und stellen so die erste natürliche Besiedelung des Darms mit Bakterien dar. Beim Kaiserschnitt fehlt dieser Vorgang.
Die ersten Keime, mit denen der Verdauungstrakt des Babys dann in Berührung kommt, sind jene des Kreißsaals. Sie sind alles andere als natürlich. Somit haben Kinder, welche mittels Kaiserschnitt das Licht der Welt erblicken, bereits andere Bedingungen als jene, welche auf natürlichem Weg die Bühne der Welt betreten.
Im nächsten Schritt erfolgt eine Erweiterung des Bakterienspektrums durch das Stillen der Mutter. Wieder ein natürlicher Vorgang, der den Hautkeimen der Mutter

erlaubt, in den Verdauungsapparat des Säuglings zu gelangen. Dieser Aspekt fehlt bei den sogenannten „Flaschenkindern".
Und letztlich erfolgt eine erneute Besiedelung bei der Umstellung der Ernährungsform vom Stillen über Breikost hin zur Ernährung mit der gesamten Vielfalt an Lebensmitteln.

Wir können davon ausgehen, dass diese Besiedelung des Darms im Idealfall bis zum Ende des zweiten Lebensjahres abgeschlossen ist und dann eine sogenannte „Kolonisationsresistenz" besteht. Dies bedeutet, dass die gesamte gesunde Darmflora zu diesem Zeitpunkt aufgebaut ist und eine Besiedelung mit falschen und krankmachenden Keimen verhindert. Wir müssen aber auch erkennen, dass die ersten beiden Lebensjahre die vulnerabelste Zeit für den Verdauungsapparat darstellen. Zudem ist die Verdauungsleistung zu diesem Zeitpunkt noch die eines Säuglings und nicht alle Lebensmittel werden gleich gut und rasch abgebaut. Dies trifft auf das Eiweiß in der Kuhmilch (Casein) und das Klebereiweiß im Getreide (Gluten) in besonderem Maße zu, weshalb oft bereits in diesem Lebensabschnitt erste Sensibilisierungen des Immunsystems gesetzt werden. Daraus ergibt sich die Empfehlung, in den ersten beiden Lebensjahren oder zumindest im ersten Lebensjahr auf Kuhmilchprodukte und auch Gluten zu verzichten. Dies sollte besonders in Familien berücksichtigt werden, in denen Familienmitglieder bereits an Allergien erkrankt sind. Hier ist es besonders wichtig, dass die Mutter bereits während der gesamten Schwangerschaft Probiotika zu sich nimmt.

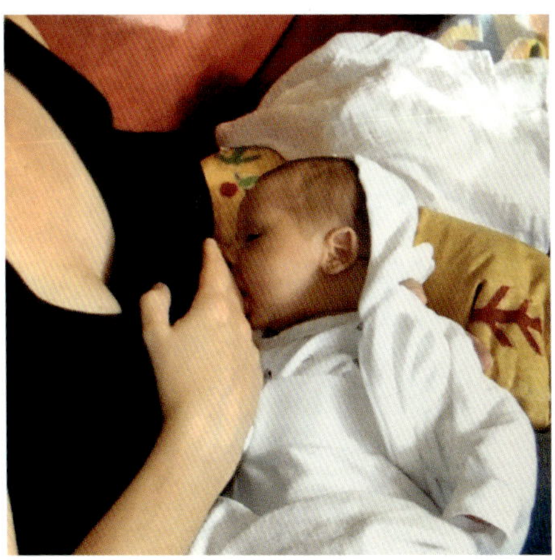

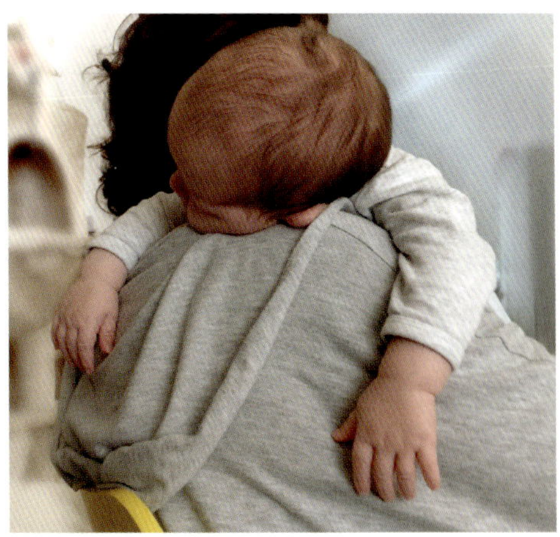

Leistungsfähigkeit des Verdauungsapparates

Wie für alle Vorgänge im Körper gelten auch für die Barrierefunktion des Verdauungsapparates bestimmte Gesetzmäßigkeiten. Dabei ist die Leistungsfähigkeit des Verdauungstraktes der entscheidende Faktor. Diese ist keine fixe Größe, sondern unterliegt Veränderungen, welche wir auch beeinflussen können.

Die Leistungsfähigkeit des Verdauungsapparates hängt von folgenden Faktoren ab:

- Konstitution – individuelle Fähigkeiten
- tageszeitliche Schwankungen – unser Rhythmus
- persönliches Verhalten – unsere Esskultur

Konstitutionelle Faktoren

Jeder Mensch hat von der Natur bestimmte Fähigkeiten erhalten. Es erscheint wichtiger zu lernen, mit den ihm zur Verfügung stehenden Gegebenheiten umzugehen, als sich zu beklagen, dass der Nachbar mehr Energie, Kraft etc. besitzt. Jede Person kann und sollte seine Möglichkeiten sinnvoll und verantwortungsbewusst einsetzen, sodass seine Konstitution möglichst lange gut erhalten bleibt. Häufig überschreiten wir Grenzen, nur um jemanden zu beeindrucken oder irgendetwas zu beweisen. Wir übersehen dabei aber, dass uns dies mehr Reserven raubt als uns lieb ist.

Die Feststellung der individuellen Konstitution ist keine Wertung, was besser bzw. normal zu sein hat. Sie zu erkennen, zu akzeptieren und sich seiner eigenen Konstitution gemäß zu verhalten ist eine tägliche Herausforderung.

Rhythmus – tageszeitliche Schwankungen

„Frühstücke wie ein Kaiser, iss zu Mittag wie ein Bürger und abends wie ein Bettler" oder: „Ein Apfel am Morgen ist Gold, zu Mittag Silber, am Abend Blei."

Die deutsche Sprache hat mehrere Sprichwörter, welche die Naturgesetzmäßigkeiten in Bezug auf den biologischen Rhythmus ausdrücken. In der modernen Medizin hat sich ein Zweig etabliert, der sich der Erforschung dieser Rhythmen widmet: die Chronobiologie. Viele bis alle Stoffwechselprozesse unterliegen natürlichen Rhythmen; die hormonelle Regulation, der Schlaf-Wach-Rhythmus, die Leberfunktion oder die Verdauungsfunktion, um nur einige zu nennen. Somit bestätigt die moderne Forschung, was der Volksmund seit jeher vermittelt.

In der traditionellen chinesischen Medizin (TCM) kennt man eine sogenannte Organuhr. Diese beschreibt, zu welcher Tageszeit ein Organsystem maximale Energie hat. Zwar ist der Zusammenhang mit den Meridianen – den Leitbahnen, in denen laut chinesischer Medizin die Lebensenergie fließt – herzustellen, aber auch nach diesem Maßstab hat der Verdauungsapparat am Abend nur eine geringe Leistungsfähigkeit.

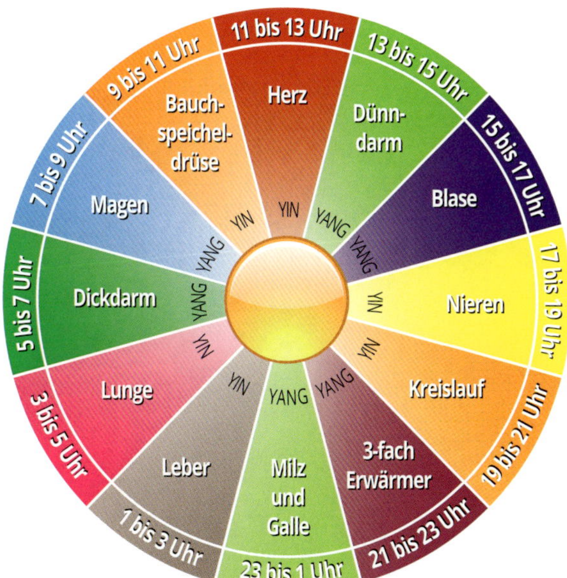

Erkennen wir nun, dass die Leistungsfähigkeit des Verdauungsapparates abends von Natur aus am geringsten ist, stellt sich die Frage nach den Konsequenzen für unser Verhalten. In diesem Zusammenhang müssen wir leider feststellen, dass wir oft genau entgegen diesen natürlichen Gegebenheiten handeln. Viele Geschäftsessen finden am Abend statt, private Einladungen und Verpflichtungen erfolgen abends oder sei es nur, dass man nach einem langen Arbeitstag im Kreise der Familie zusammenkommt und Zeit und Ruhe zum Essen findet. Bedenken Sie aber: Wenn Sie nach einem arbeitsreichen Tag müde, vielleicht sogar erschöpft sind, trifft dies auch auf Ihren Verdauungsapparat zu; abgesehen davon, dass dessen Leistungsfähigkeit am Abend schon von Natur aus am geringsten ist. Konsequenterweise müsste dem dahingehend Rechnung getragen werden, dass unsere Hauptmahlzeiten morgens und mittags gegessen werden und abends allenfalls nur noch eine kleine, leicht bekömmliche Mahlzeit. Dies bedeutet zum Beispiel, am Abend keine Rohkost zu sich zu nehmen, da diese als lebendige Vitalkost viel Verdauungsleistung erfordert, um umgesetzt werden zu können. Entgegen den unzähligen anderslautenden Weisheiten à la „Man kann nie genug Rohkost essen" bemerken viele Menschen nach dessen Verzehr am Abend Reaktionen in Form von Blähungen, Druckgefühl, Unwohlsein, Schlafstörungen und vielen anderen mehr. Rohkost wird abends leicht vergoren. Daher empfehlen wir konsequenterweise, abends gar keine Rohkost zu essen!

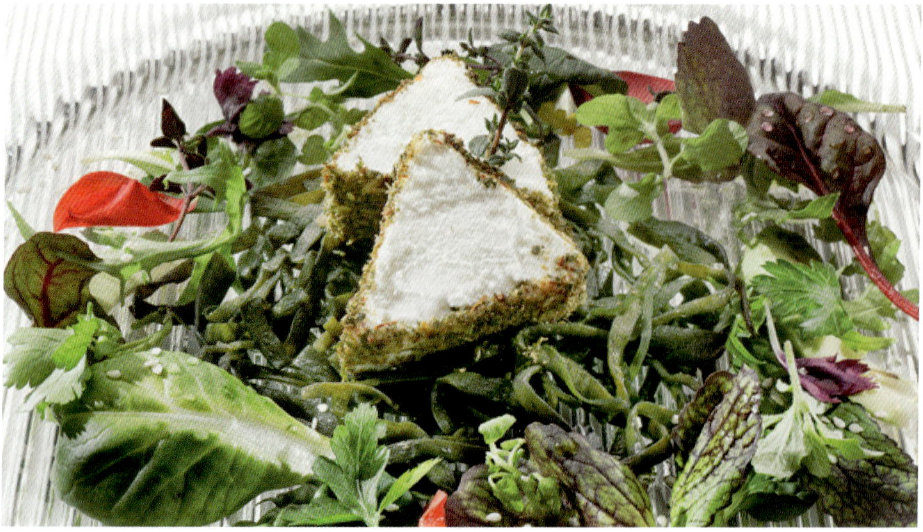

Esskultur – persönliches Verhalten

Der Esskultur kommt sowohl bei der Gesunderhaltung als auch in der Therapie besondere Bedeutung zu. Sie hat absolute Priorität und liegt in der Eigenverantwortlichkeit jedes Einzelnen. Es ist immer die persönliche Entscheidung, eine Esskultur im Alltag zu praktizieren. Worum es geht?

Essen bedeutet Genießen, Schmecken und Auskosten der Speisen.

Essen ist mehr als nur Nahrungsaufnahme – es ist eine bewusste Entscheidung, wie oft man wann, was, wie und in welcher Gesellschaft zu sich nimmt, um sich sowohl körperlich als auch emotional mit Energie zu versorgen.

Wir müssen uns außerdem vergegenwärtigen, dass der Verdauungsapparat bei den Lippen beginnt und der Verdauungsprozess im Mund startet.

Aufgabe der Zähne ist es, die Speisen zu zerkleinern. Dies ist absolut notwendig, damit die Verdauung durch den Speichel bereits im Mund beginnen kann. Auch im nachgeordneten Verdauungsapparat wird die chemische Verdauung wesentlich besser und effektiver ablaufen, wenn die Oberfläche der Speisen durch ausreichendes Kauen entsprechend vergrößert wurde. Die Verdauungssäfte finden dann mehr Angriffsfläche vor. Auch kann Geschmack nur in der Mundhöhle entstehen. Durch gutes Kauen produzieren wir einen Speichel-Speise-Brei, dessen Qualität von den freien Nervenendungen im Mundbereich registriert wird. Diese leiten die Information an das Gehirn weiter, wo dann eine entsprechende Verknüpfung von bereits bestehenden Erfahrungen erfolgt. Dann erst „schmecken" Sie die einzelnen Qualitäten wie süß, bitter, salzig, sauer, wohlschmeckend oder „pfui Teufel, ausspucken". Ohne ausreichendes Kauen reduziert sich das Geschmackserlebnis auf ein Minimum. Auch ist dieses Schmecken mit der Leber, dem Magen oder dem Dünndarm natürlich nicht mehr möglich.

In diesem Zusammenhang wird auch die Bedeutung **gesunder Zähne** klar. Ohne diese ist ein ausreichendes Kauen und Einspeicheln nicht möglich und der Verdauungsprozess wird bereits zu diesem Zeitpunkt nur unzureichend erfolgen. Kauen hat die Förderung der Speichelproduktion zur Folge. Diese ist einerseits als Startpunkt für die Kohlenhydratverdauung im Mund wichtig, andererseits erfolgt dadurch auch eine erste Information über die Art der Zusammensetzung der Speisen für den Organismus. Dies hat Einfluss auf die Bildung von Verdauungssäften der Bauchspeicheldrüse sowie des Dünndarms selbst. Wird schlecht gekaut, so versiegt die Speichelproduktion und damit lässt auch die Verdauungsleistung immer mehr nach.

Neben dem guten und ausreichenden Kauen und Einspeicheln ist es wichtig, dass der Verdauungsapparat ausreichend **Zeit** hat, die aufgenommenen Speisen chemisch zu verdauen. Häufige Zwischenmahlzeiten stören diesen Prozess mehr, als allgemein angenommen wird. Daher ist eine häufige Nahrungsaufnahme ungünstig. Im Allgemeinen kommt man sehr gut mit zwei größeren Mahlzeiten (morgens und mittags) sowie einer kleineren Mahlzeit am Abend aus. Letztere sollte wie weiter oben erwähnt nicht nur leicht bekömmlich sein, sondern auch möglichst früh eingenommen werden. Nachdem die Leistungsfähigkeit des Verdauungsapparates abends geringer ist, ist bei der Abendmahlzeit die Pflege der Esskultur besonders wichtig.

Für den Stoffwechsel ist es wichtig, dass ausreichend **Flüssigkeit** vorhanden ist. Dies erfordert das Trinken von freier Flüssigkeit in ausreichender Menge; und zwar zwischen den Mahlzeiten anstatt während der Mahlzeit, um die arbeitenden Verdauungssäfte nicht zu verdünnen. Zu empfehlen sind zwei bis drei Liter gutes Quellwasser, eventuell stilles Mineralwasser, kurz gebrühte, sogenannte „blonde" Kräutertees sowie Gemüsebrühe. Industriegetränke wie Cola, Fanta, Energydrinks etc. oder auch Fruchtsäfte, Milch, Alkoholika und Bohnenkaffee zählen nicht als Getränke. Viele Störungen des Verdauungsapparates im Sinne einer Verstopfung lassen sich alleine dadurch günstig beeinflussen, dass dem Körper mehr freie Flüssigkeit zugeführt wird.

Auch erfolgt die Auswahl der Lebensmittel heutzutage sehr einseitig, sodass es oft zu einer Säurebelastung kommt. Diese lässt sich vermeiden bzw. reduzieren, wenn neben der Pflege der Esskultur darauf geachtet wird, ausreichend Gemüse, reifes heimisches Obst und kalt gepresste Pflanzenöle zu sich zu nehmen.

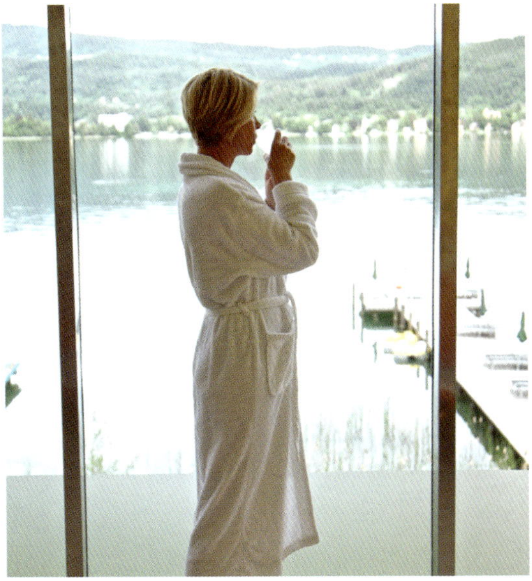

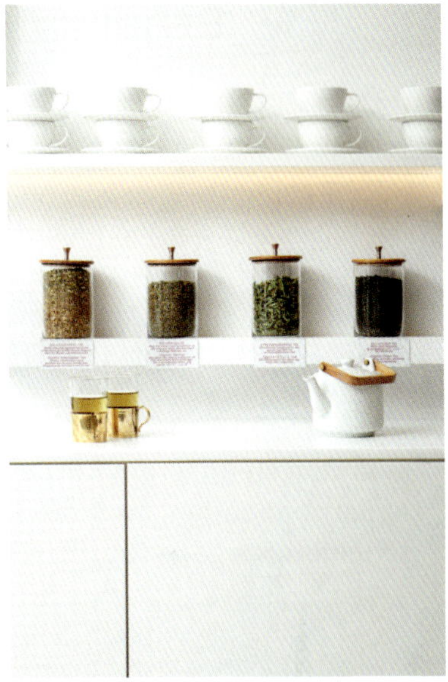

Für die Durchführung dieser einfachen Grundprinzipien einer Esskultur ist jeder selbst verantwortlich. Gutes Kauen, langsames Essen und dergleichen sind nicht delegierbar. Jeder Mensch muss sich tagtäglich bei jeder Mahlzeit darum bemühen. Dies wieder zu erlernen ist eine der wichtigsten Aufgaben in der VIVAMAYR-Therapie.

Zusammengefasst sind folgende Punkte zu beachten:

- langsam essen, ausreichend kauen und einspeicheln
- Zeit nehmen fürs Essen und Zeit geben zum Verdauen
- Abendmahlzeit möglichst früh und leicht bekömmlich zubereitet essen
- ausreichend zwischen den Mahlzeiten trinken
- basenbetonte Ernährung

Ernährung – ein Balanceakt

Bei der Ernährung ist zu beachten, dass Lebensmittel und Verdauungsleistung einander angepasst werden müssen. Wir müssen sicherstellen, dass wir durch unser Essverhalten jene Lebensmittel, die wir gerade zu uns nehmen, auch verarbeiten, also verdauen können. Prof. Karl Pirlet, ein Internist und Neurologe von der Universität Frankfurt, hat es einmal sehr treffend zusammengefasst:

„Wir dürfen unserem Körper nur so viel zuführen, als er im Verdauungsapparat abbauen, im Stoffwechsel umsetzen und den Rest über die Ausscheidungsorgane (Darm, Niere, Lunge, Haut) wieder eliminieren kann."

Die weitere Balance liegt im Verdauungsprozess selbst. Unsere aktive Verdauungsleistung entspricht im Wesentlichen der Kraft unserer Verdauungssäfte, welche Enzyme enthalten, um die Speisen zu verdauen. Dies ist ein Zusammenspiel von Mundspeichel (Zuckerverwertung), Magensaft (Beginn der Eiweißverdauung) und Dünndarm, wo eine Mischung der Sekrete aus der Bauchspeicheldrüse, der Leber und dem Dünndarm selbst für den Verdauungsprozess entscheidend sind. Unterstützt wird dieser Verdauungsprozess durch eine enorme Anzahl von Bakterien in unserem Verdauungsapparat, die in ihrer Gesamtheit als Bakterienflora bezeichnet wird und mehr Bakterien umfasst, als wir Zellen im Körper haben.

In einem gesunden Verdauungsprozess werden die aufgenommenen Lebensmittel also primär durch unsere Verdauungssäfte zerlegt und verdaut und über die Schleimhaut des Verdauungsapparates aufgenommen. Doch ein geringer Teil der Nährstoffe wird durch die Bakterien verarbeitet. Letztere nutzen Nährstoffe, die wir selbst nicht verdauen können (z. B. Ballaststoffe bzw. Faserstoffe), da sie einige Nährstoffe für ihr eigenes Überleben benötigen. Solange hier ein ausgewogenes Verhältnis zwischen dem enzymatischen Abbau und der bakteriellen Verwertung der Lebensmittel-Inhaltsstoffe besteht, ist der Verdauungsprozess als gesund zu bezeichnen.

Überforderung macht krank und allergisch

Durch unsere Esskultur bewahren wir das sensible Gleichgewicht zwischen Verdauungsleistung und Bakterien in unserem Darm. Wenn wir allerdings mehr essen, als wir im Moment verdauen können (zu viel!) oder zu einem Zeitpunkt, wo wir nur wenig Verdauungsleistung haben (abends!), das Falsche essen (Rohkost!), dann sind wir nicht in der Lage, die zugeführten Lebensmittel vollständig abzubauen und zu verwerten. In dieser Situation kommen nun die Bakterien ins Spiel. Diese verwerten das Zuviel durch ihren Stoffwechsel. Allerdings ist dieser Prozess ein völlig anderer als der unserer Verdauungsleistung. Bakterien verstoffwechseln Zucker (Kohlenhydrate) durch Gärung und sorgen dafür, dass Eiweiß verfault.

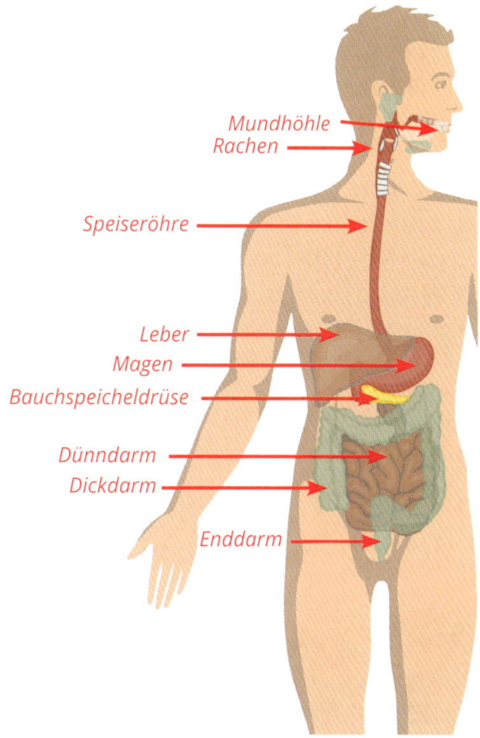

Gärung und Fäulnis

Gärung durch zu viele Kohlenhydrate (= Zucker) erzeugt

toxische Alkohole

Methanol
Ethanol
Propanol
Butanol

Fäulnis durch zu viel Eiweiß (= Fleisch, Fisch, Käse, Hülsenfrüchte) erzeugt

biogene Amine

Putrescin
Cadaverin
Skatol, Indol
Histamin

Zucker wird vergoren

Zuckerreiche Ernährung ermöglicht so etwas wie Partystimmung im Darm. Wir kennen und nutzen diesen Vorgang bei der Herstellung von Alkoholika. Zuckerreiches Obst wird mittels Bakterien oder Hefe vergoren, um Alkohol zu erhalten. Gleiches erfolgt im Verdauungsapparat, wenn wir (zu) viel Zucker, also kohlenhydratreiche Lebensmittel, zu uns nehmen. **Durch Gärung der Bakterien entstehen Alkohol, Gas und Säure.** Dabei ist nicht zu erwarten, dass am Ende ein „feiner Tropfen" zustande kommt, mit dem wir normalerweise bei einer guten Mahlzeit auf unser Wohl anstoßen würden. Ganz im Gegenteil: Es entstehen Fuselalkohole wie Ethanol, Propanol, Butanol und Methanol, welche zum Teil direkt toxisch wirken, vor allem aber indirekt die Darmbarriere (zer-)stören.

Durch Messung der Alkohole im Blut konnte gezeigt werden, dass - je nach Kostform - die Alkoholkonsultation steigt.

Gärungsalkohole im Blut, abhängig von der Ernährung (nach Pirlet)

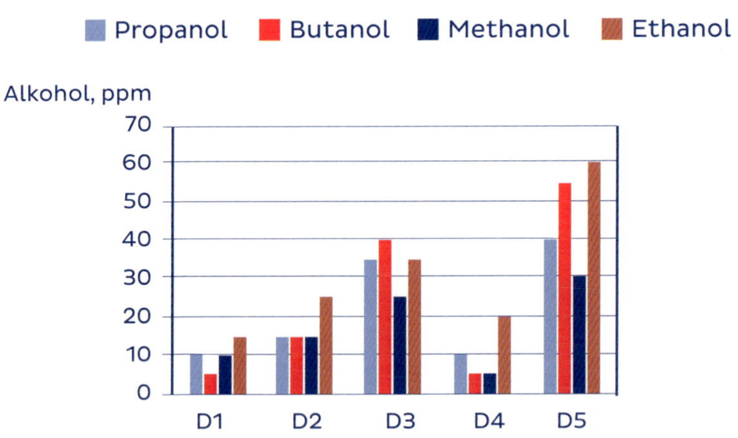

Legende:
D1 leichte Mischkost
D2 kohlenhydratreiche Kost
D3 ballaststoffreiche Vollwertkost
D4 ballaststofffreie Kost
D5 eiweißreiche Mischkost

Dabei zeigt eine eiweißreiche Mischkost die höchsten Anteile toxischer Alkoholproduktion (siehe auch FODMAP auf Seite 137). Dr. F. X. Mayr hat deshalb einst provokant formuliert: „Der Rohköstler und der Alkoholiker unterscheiden sich nur durch den intelligenteren Blick." Die Interpretation der Details bleibt dem Leser selbst überlassen...

Anhand dieser Zusammenhänge wird klar, dass die Empfehlung, abends keine Rohkost zu essen, die beste Vorsorge darstellt, um Gärung im Darm zu vermeiden.

Alkohol stört die Darmbarriere

Doch wie genau beeinflusst Gärung eigentlich die Darmbarriere? Wie bereits ausgeführt stellt der Verdauungsapparat auch eine Grenze zwischen Außenwelt und Stoffwechsel dar. Durch die Barrierefunktion werden Fremdstoffe am weiteren Eindringen in den Körper gehindert. Die Oberfläche der Zellen, welche einen wesentlichen Teil des „Schutzsystems" ausmacht, besteht aus sogenannten Membranen, die aus Fetten aufgebaut sind. Wir können somit alle Oberflächen des Körpers als „Fettschicht" sehen, die eine Grenze zur Umwelt darstellt. Dies trifft auf die äußere, sichtbare Haut ebenso zu wie auf die inneren Schleimhäute von Darm und Lunge. Wir wissen aber auch, dass Fett durch Alkohol „aufgelöst" wird. Im Haushalt verwenden wir verschiedene alkoholische Lösungen als Reinigungsmittel und Fettentferner. Gleiches gilt für den Verdauungsapparat: Alkohol, der durch Gärung im Darm entsteht, löst die Fettschicht, stört damit die Barrierefunktion und führt zu typischen, als **Leaky Gut** bezeichneten, Veränderungen. Dabei wird der Darm bildlich gesprochen löchrig und durchlässig. Selbstverständlich darf man sich den Darm dann nicht wie einen Schweizer Käse mit großen Löchern vorstellen; die Veränderungen spielen sich im mikroskopischen Bereich ab. Die beschriebenen „Löcher" entstehen dadurch, dass die engen Kontaktverbindungen zwischen den Zellen, die als „Tight junctions" bezeichnet werden und der Abdichtung des Darmepithels dienen, durchlässiger werden.

Darm, Tight junctions, Leaky Gut

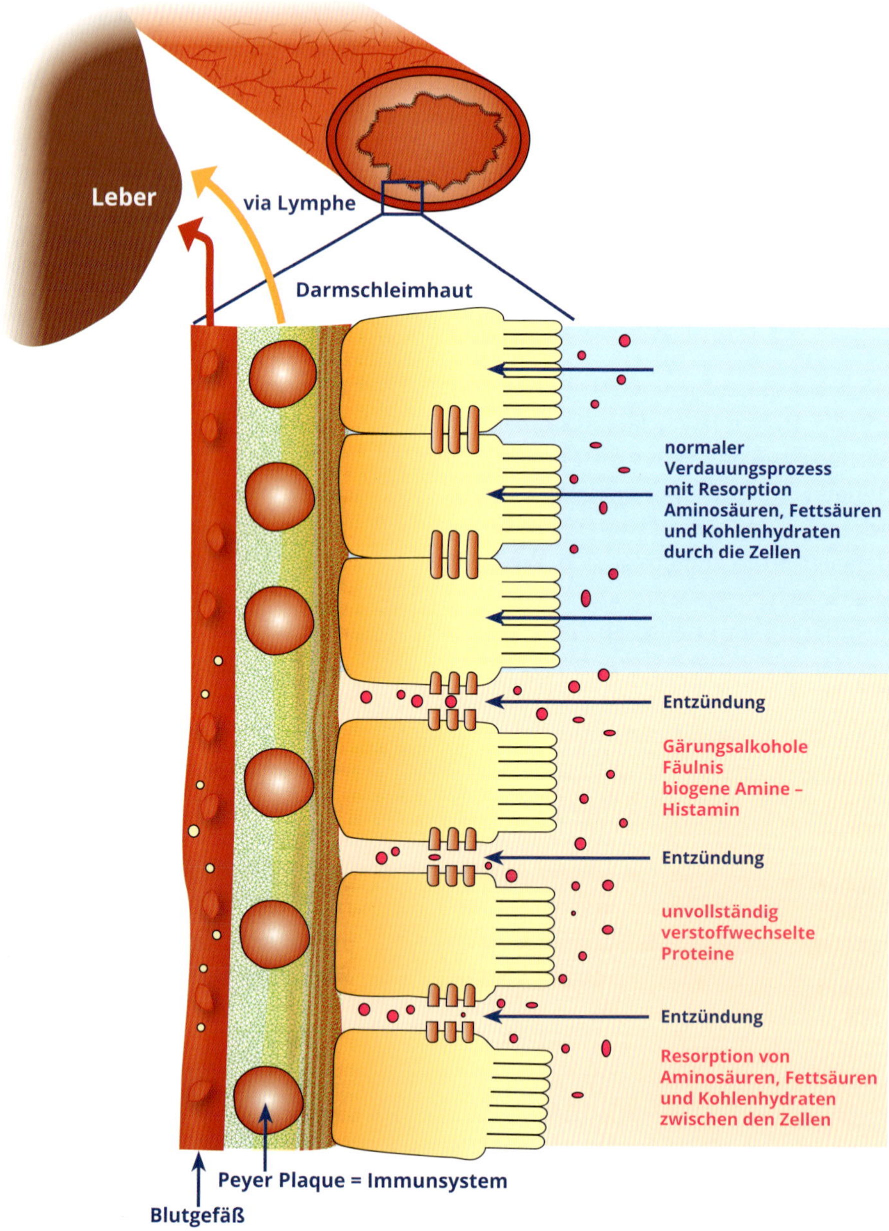

Darüber hinaus hemmt Alkohol auch das Enzym Diaminoxidase (DAO). Dieses ist für den Abbau von Histamin im Verdauungsapparat wichtig (mehr dazu auf Seite 51). Somit verstärkt ein alkoholischer Gärungsprozess eine Histaminintoleranz und erhöht damit die Empfindlichkeit gegenüber verschiedenen Lebensmitteln.

Es soll auch noch festgehalten werden, dass selbstverständlich auch der als Genussmittel zugeführte Alkohol diese Wirkung entfalten kann und sein Verzehr daher bei Lebensmittelintoleranzen eingeschränkt werden sollte. Vor allem aber ist auf die persönliche Esskultur zu achten, weil der durch eine Fehlverdauung im Darm vom Körper selbst gebildete Alkohol viel gravierenderen Einfluss hat.

Eiweißzersetzung durch Fäulnis

Wie bereits angeführt muss gerade Eiweiß vollständig in die einzelnen Aminosäuren zerlegt werden, um nicht direkt allergisierend zu wirken. Überfordern wir also unseren Verdauungsapparat durch ein Zuviel an Eiweiß in der Ernährung und wird dieses nicht vollständig abgebaut, so erfolgt wieder die Verstoffwechselung durch die Darmbakterien. Natürlich sind es andere Bakterien als jene, die Zucker vergären. Jeder kann selbst die Reaktion einer Eiweißfäulnis beobachten:

Nehmen Sie ein Stück Fleisch und legen Sie es an einen warmen Platz. In wenigen Stunden beginnt das Fleisch, sich zu verfärben, nach einigen Tagen werden Sie die Fäulnis am typischen Geruch (wie faule Eier) erkennen. Das Fleisch wird glasig und später schleimig – ein Zeichen, dass das Fleisch durch die Bakterien der Umgebungsluft zersetzt wird.

Genau der gleiche Prozess spielt sich auch im Verdauungsapparat ab. Dabei werden Stoffwechselprodukte gebildet, die für die Entstehung von Entzündungen und Allergien entscheidend sind. In erster Linie sind dies sogenannte **biogene Amine**. Ihr Hauptvertreter ist das Histamin. Diese Stoffe entstehen also durch den bakteriellen Abbau bzw. die Umwandlung von Aminosäuren.

Biogene Amine

Aminosäure	Metabolit	Biogenes Amin
Tryptophan	Serotonin, Melatonin	Skatol, Indol
L-Histidin	Histamin	Histamin
Lysin		Cadaverin
Ornithin		Putrescin
Tyrosin	Adrenalin	Tyramin

Die in der Tabelle angeführten biogenen Amine, allen voran Histamin, gehören zu den wichtigsten Mediatorstoffen bei Entzündungen. Wir müssen davon ausgehen, dass Histamin an Entzündungen, egal welcher Ursache, beteiligt ist. Wir werden noch feststellen, dass Histamin auch eine wichtige Substanz im Immunsystem zur Abwehr von Erregern darstellt. Das bedeutet, dass jeder Mensch von Natur aus Histamin im Körper hat. Dieser kann damit auch entsprechend umgehen. Es ist allerdings wieder das Zuviel, das Probleme bereitet (siehe auch Seite 49 ff.).

Es sind also die im Verdauungsapparat aus Gärung und Fäulnis entstehenden Giftstoffe, die – wie es Mayr treffend bezeichnet hat – uns krank machen, was für unsere Überlegungen bedeutet, dass genau diese Stoffwechselprodukte die oben beschriebenen „Tight junctions" auflösen und zu einem „Leaky Gut" führen. Dieses ist, wie wir noch sehen werden, die Voraussetzung für die Entwicklung einer Allergie.

Grundsubstanz – Reaktionsort der Entzündung und Allergie

Der Reaktionsort des Immunsystems ist die sogenannte Grundsubstanz.

Grundsubstanz

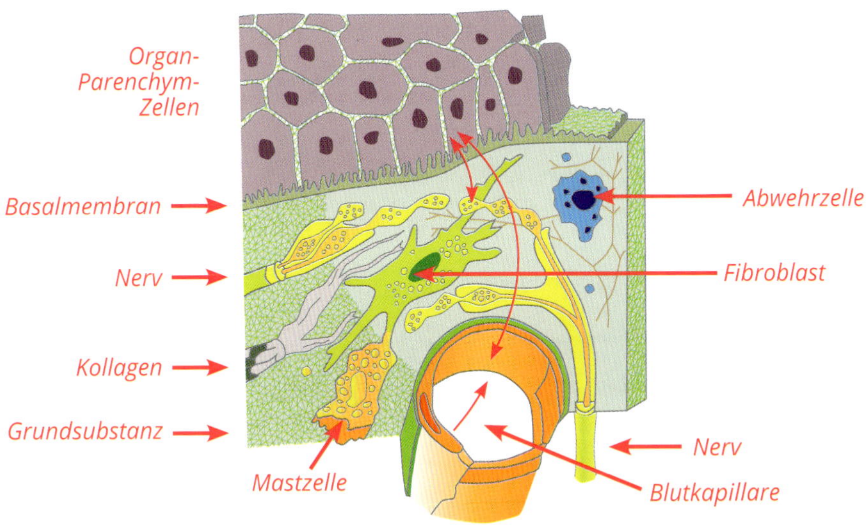

Die bindegewebige Matrix

Die Grundsubstanz durchzieht den gesamten Organismus und ist Bindeglied zwischen den einzelnen Organstrukturen sowie Modulator des Informationsflusses und Stoffwechsels. In diesem Sinn ist die Grundsubstanz selbst auch Teil einer unspezifischen Abwehrstrategie, indem sie Milieufaktoren bildet und die Reaktionsbereitschaft des Organismus beeinflusst. Der Grundsubstanz fehlt jedoch die spezifische Fähigkeit der Erinnerung, welche den zellulären und humoralen (also auf Plasmaproteinen wie Antikörpern oder Interleukinen basierenden) Komponenten des Immunsystems zukommt. Wichtig ist auch, dass die Reaktion der Grundsubstanz im Sinne einer Stressreaktion nach Selye den spezifischen Immunreaktionen immer vorgeschaltet ist (siehe Literaturverzeichnis: „Lehrbuch der biologischen Medizin", Haug Verlag).

Hier, vor den Toren der Zelle also, spielt sich die Entzündung ab, welche als uniforme Immunreaktion den Auslöser bekämpft. Solange der Organismus in dieser Reaktion verbleibt, haben wir gute Chancen auf Einflussnahme. Schreitet der Prozess aber fort, so kommt es zur Zerstörung von Zellen bzw. Organbezirken und es wird sowohl die Therapie schwieriger als auch die Prognose schlechter.

Ist also die Reaktion der Grundsubstanz verändert, werden auch die nachfolgenden Immunreaktionen nicht regelgerecht ablaufen, Fehlsteuerung wird möglich und damit eine Allergie wahrscheinlich. Dies ist insofern wichtig, als Belastungen unseres zivilisatorischen Lebens gerade die Grundsubstanz betreffen. Falsche einseitige Ernährung, Mineralmängel, Schwermetallbelastungen, Herde, Darmstörungen und vieles mehr verändern die Grundsubstanzen und deren Funktion. Wir werden bei der Vorstellung der Modernen Mayr-Therapie noch darauf zurückkommen.

Schwellung als Zeichen einer Entzündung

Bei einer allergischen Reaktion handelt es sich im Wesentlichen um eine zum Teil exzessiv übersteigerte Entzündungsreaktion. Vermutlich hat jeder Leser bereits eine solche erlebt. Typischerweise kommt es dabei zu einer Schwellung, Rötung und Erwärmung der betroffenen Stelle. Gleichzeitig schmerzt das entzündete Gebiet. All diese Entzündungsreaktionen werden auch durch Histamin ausgelöst. Die Schwellung hat ihre Ursache in einer erhöhten Permeabilität (Durchlässigkeit) von Gewebsflüssigkeit mit Ansammlung derselben in der Grundsubstanz, die den gesamten Körper durchzieht. Dies führt zur Schwellung (Ödem), die letztlich eine Funktionsveränderung oder den Funktionsverlust des Entzündungsgebietes zur Folge hat. Solche Ödeme können praktisch überall auftreten und sind in der Regel auch harmlos. Allerdings können diese bei allergischen Reaktionen gefährlich bis lebensbedrohlich werden. Löst beispielsweise ein Insektenstich solch eine Reaktion aus, wird dies an der Körperoberfläche zwar unangenehm und schmerzhaft sein, im Rachen jedoch die Atemwege einengen bis hin zu einem Verschluss, weshalb es zu lebensbedrohlichen Situationen kommen kann.

Radixödem

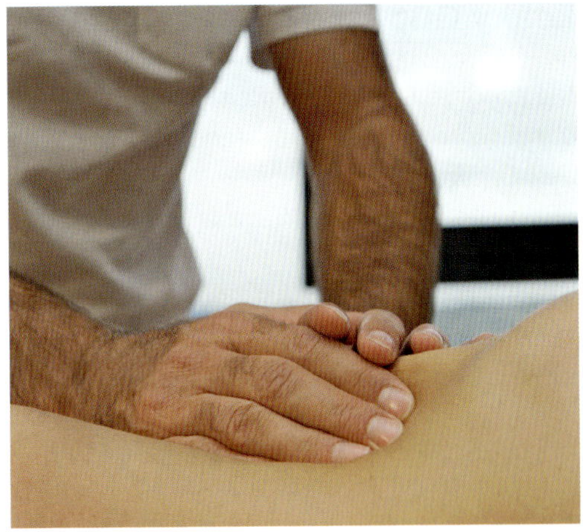

Derartige Schwellungen und Stauungen können auch im Verdauungsapparat vorkommen. Bei einer Entzündung im Dünndarm ist diese Schwellung auch bei der Untersuchung spür- und ertastbar. Diese als „Radixödem" bezeichnete Veränderung ist sogar eines der Hauptkennzeichen, die unseren Verdacht in Richtung Allergie und/ oder Unverträglichkeit lenken. Das Radixödem ist immer Ausdruck des Verlustes der Barrierefunktion im Verdauungsapparat. Eine Rötung und Erwärmung wird zwar an der Haut sichtbar, im Verdauungsapparat aber kann man das Radixödem bei der manuellen Untersuchung erfühlen und im Zuge der Modernen Mayr-Therapie mittels manueller Bauchbehandlung auch wirkungsvoll therapieren.

Unverträglichkeiten durch erhöhte Permeabilität im Verdauungstrakt

Bei der Entstehung von Unverträglichkeiten interessiert uns vor allem die erhöhte Durchlässigkeit im Bereich der Oberfläche des Verdauungsapparates. Durch diese können Substanzen aus dem Inneren des Verdauungsapparates in den Körper gelangen, obwohl diese eigentlich nicht aufgenommen werden sollten. Dies kann unvollständig abgebaute Eiweißmoleküle (Aminosäureketten) ebenso betreffen wie verschiedenste Toxine und Stoffwechselprodukte aus dem Verdauungsprozess und auch der Bakterien selbst. Vor allem gelangen Substanzen von krankmachenden Keimen wie Pilzen und Parasiten in den Körper. Dies ist dann der erste Schritt zu einer „intestinalen Autointoxikation" (Selbstvergiftung aus dem Darm), wie sie auf den kommenden Seiten beschrieben wird, und zur Entstehung einer Unverträglichkeit oder Allergie.

Leaky Gut als Wegbereiter der Allergie

Die erhöhte Durchlässigkeit der Darmwand verbunden mit dem Verlust der Darmbarriere wird Leaky Gut genannt. Sie ermöglicht Eiweißmolekülen den Eintritt in den Organismus, obwohl sie (noch) nicht dafür geeignet sind. Nun kommt das Immunsystem ins Spiel. Wie die Grenzpolizei an den Staatsgrenzen kontrolliert unser Immunsystem an der Darmbarriere die durchtretenden Stoffe. Und es ist sehr sensibel und pedantisch. Ist eine Aminosäurekette zu groß, wird diese als fremdartig erkannt, markiert und nach Möglichkeit gleich wieder ausgeschieden. Die Empfindlichkeit des Immunsystems lässt sich im Folgenden gut erkennen:

Wir können einzelne Aminosäuren und Komplexe von bis zu drei Aminosäuren problemlos aufnehmen und im Stoffwechsel verwerten. Kommt aber ein Eiweißbruchstück mit mehr als zehn Aminosäuren durch die Darmwand, so wird dieses als artfremd erkannt und wie oben beschrieben behandelt. In Anbetracht dessen, dass normale Eiweißmoleküle aus mehreren hunderttausend Aminosäuren bestehen können, ist diese Sensibilität des Immunsystems schon beachtlich. Ist das Immunsystem einmal aktiviert, laufen viele Reaktionen gleichzeitig ab. So werden erste Abwehrmaßnahmen eingeleitet, gleichzeitig wird sofort auch ein Profil des Eindringlings erstellt, das in speziellen „Gedächtniszellen" gespeichert wird. Dies ermöglicht bei späterem oder wiederholtem Auftreten derselben Allergene eine raschere Reaktion.

Durch den Einstrom der antigenen Strukturen werden bestimmte Entzündungsmediatoren in der Grundsubstanz des Verdauungsapparates aktiviert. Es kommt zu den entscheidenden Reaktionen des Immunsystems. Bestimmte Zellen werden angeregt, Immunglobuline zu produzieren. Und je nachdem, welche individuellen Reaktionen ablaufen, werden sowohl IgE, vor allem aber auch IgG gebildet. Beide können also bei verschiedenen Lebensmittelintoleranzen vorgefunden werden und bestimmen auch die individuellen Reaktionsmuster.

Vom Leaky Gut zur intestinalen Autointoxikation

Durch das Leaky Gut wird es für zahlreiche Stoffe aus dem Darm möglich, in den Organismus zu gelangen. Das können, wie bereits beschrieben, unvollständig abgebaute Nahrungsbestandteile, aber auch verschiedene Toxine aus dem Bakterienstoffwechsel sein. Allen ist gemeinsam, dass sie durch das Immunsystem registriert und weiterverteilt werden. Über die Lymphe und die Blutbahn gelangen diese

Stoffe zuallererst zur Leber. Diese ist unser Hauptstoffwechsel- und gleichzeitig Hauptentgiftungsorgan. Gelingt es nun der Leber aufgrund ihrer Arbeit, diese Substanzen unschädlich zu machen, ist der Schaden überschaubar. Die Funktion der Leber hat also entscheidenden Einfluss auf die Entwicklung von Beschwerden. Ist sie nicht in der Lage, diese Stoffe abzubauen und der Ausscheidung zuzuführen, dann gelangen sie in den gesamten Körper und können so zu den unterschiedlichsten Beschwerden und Erkrankungen führen. Diesen Vorgang bezeichnen wir nach Mayr als „Selbstvergiftung aus dem Darm" bzw. „intestinale Autointoxikation".

Nicht nur die klinische Erfahrung bestätigt diese Vorgänge, sondern auch zahlreiche wissenschaftliche Untersuchungen. So konnte gezeigt werden, dass bei Personen mit schweren Erkrankungen auf intensivmedizinischen Betreuungsstationen gefährliche septische Zustände (Blutvergiftung) auftreten können, die durch einfache Darmbakterien verursacht werden, wenn sie durch das Leaky Gut aus dem Darm in die Blutbahn gelangen (siehe Studienhinweis auf Seite 173). Mehr noch: Nicht nur die Bakterien können zu solchen teils lebensbedrohlichen Zuständen führen, sondern bereits die Stoffwechselprodukte der Bakterien. Sie stellen für uns zum Teil hochgefährliche Toxine dar.

Diese intestinale Autointoxikation ist also dafür verantwortlich, dass Prozesse im Verdauungsapparat zu Beschwerden im gesamten Körper führen können. Daher ist bei der Behandlung jeglicher Erkrankung die Mitbeteiligung des Verdauungsapparates zu überprüfen. Dies gilt im besonderen Maße für Allergien und Unverträglichkeiten, die sehr häufig ihren Ursprung im Verdauungsapparat haben. Letztlich haben wir alle unsere Schwachstellen, an denen sich diese Symptome zeigen; die Ursache liegt aber häufig im Verdauungsapparat. Für unsere Betrachtungen bedeutet dies, dass nahezu alle chronischen Beschwerden auch auf Allergien und Intoleranzen hin zu untersuchen sind. Wir würden sogar so weit gehen, zu behaupten: Fast sollten nahezu alle chronischen Beschwerden und Erkrankungen bis zum Beweis des Gegenteils von vornherein als Folge von Allergien und Unverträglichkeiten betrachtet werden. Auch aus diesem Grund hat die Behandlung des Leaky Guts bei Intoleranzen im Rahmen des VIVAMAYR-Prinzips oberste Priorität.

Wir verzeichnen heutzutage eine enorme Zunahme von Intoleranzen, speziell im Lebensmittelbereich. Daran ist unser verändertes Essverhalten sicher maßgeblich beteiligt. Einen gewissen Beitrag leisten aber auch die veränderten Herstellungsprozesse einzelner Lebensmittel(-gruppen). In unserer „To-go-Gesellschaft" wird generell zu wenig Augenmerk auf die Esskultur gelegt. Dies hat jedoch fatale Folgen für unsere Verdauungsarbeit. Fehlverdauung mit Gärung und Fäulnis sind die Folge und beide begünstigen die Entwicklung von Intoleranzen. Hinzu kommt, dass wir – ebenfalls durch unseren Lebensstil bedingt – mehr Mineralstoffe, Spurenelemente und Vitamine verbrauchen, als durch unsere Lebensmittel zugeführt werden. Damit beeinträchtigen wir unsere körpereigenen Kompensationsmaßnahmen zusätzlich. Letztlich werden die Lebensmittel durch die Herstellungsprozesse zum Teil entscheidend verändert, sodass Beschwerden aufgrund von Intoleranzen weiter begünstigt werden. Ein scheinbarer Teufelskreis, dem es zu entkommen gilt.

Dies kann auch gelingen. Allerdings nur durch eine konsequente Umstellung der Esskultur und die Implementierung einfacher Regeln und Rhythmen im Sinne des VIVAMAYR-Prinzips.

Zusammenfassend lässt sich feststellen:

Fehlverdauungsprozesse wie Gärung und Fäulnis stören die Integrität und Funktion des Verdauungsapparates auf mehreren Ebenen.

- Die Barrierefunktion des Verdauungsapparates wird aufgehoben, die Darmwand wird löchrig und damit durchlässig für Inhaltsstoffe aus dem Darm.
- Die Verdauung von Lebensmitteln erfolgt unvollständig und unzureichend. Hierdurch entstehen zum Teil biologisch hochwirksame Stoffe, welche allergieauslösend sein können.
- Durch den Verlust der Barrierefunktion werden die Toxine teilweise in den Körper aufgenommen, was als „intestinale Autointoxikation" bezeichnet wird.
- Sowohl der Prozess der Gärung und Fäulnis als auch die immunologischen Reaktionen auf die entstehenden Toxine verbrauchen Mineralstoffe zur „Entschärfung" der veränderten physiologischen Situation.
- Durch die Behandlung von Fehlverdauungsprozessen sowie langfristiges Vermeiden von Gärung und Fäulnis lassen sich viele allergische Reaktionen verhindern.

DIE ROLLE VON HISTAMIN BEI ENTZÜNDUNG UND ALLERGIE

Entzündung und Allergie sind wie die Vorder- und Rückseite einer Medaille. Je nachdem, welche Seite sichtbar ist, entwickeln sich auch bei uns die entsprechenden Beschwerden. Die enge Beziehung beider Erkrankungen lässt sich an der biologisch wichtigen Wirkung des Histamins ablesen.

Denn wie wir bereits erfahren haben, wird Histamin im Organismus gebildet und hat in kleinen Konzentrationen physiologische Wirkungen. Treten jedoch aus unterschiedlichsten Gründen höhere Konzentrationen auf, dann erfolgen unerwünschte, weil überschießende Reaktionen im ganzen Körper. Diese können Ausdruck allergischer Erkrankungen sein. Erst bei zehnfacher Konzentration kommt es zu lebensbedrohlichen Zuständen. Die Übergänge sind fließend und die Beschwerden ähneln sich oft.

Wie entsteht Histamin?

Histamin entsteht durch einfache Umwandlung aus der Aminosäure L-Histidin. Diese kann sowohl durch Enzyme als auch durch Bakterien, Pilze oder Parasiten erfolgen.

Entstehung von Histamin aus der Aminosäure L-Histidin

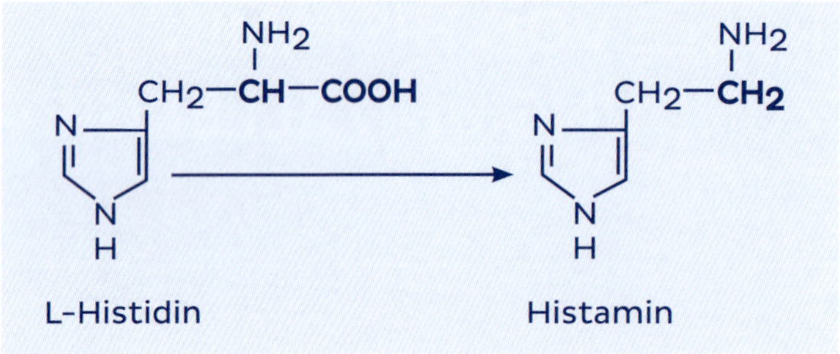

Bei der Decarboxylierung von L-Histidin wird ein Kohlenstoffdioxid-Molekül (CO_2) abgespalten. Es verbleibt ein sehr reaktives Methylen (CH_2).

Es handelt sich dabei um einen natürlichen Prozess, der sowohl in der Natur vorkommt als auch bei der **Herstellung von Lebensmitteln** genutzt wird. So wird zum Beispiel Käse durch verschiedene bakterielle Prozesse hergestellt bzw. gereift und erhält dadurch sein besonderes Aroma und seinen Geschmack. Ähnliches gilt für die Herstellung von Wein, Champagner oder geräuchertem Fleisch oder Fisch.

Für die Behandlung von Allergien und Unverträglichkeiten von besonderer Bedeutung sind also einerseits die im Verdauungsapparat ablaufenden Fehlverdauungsprozesse, aber auch Lebensmittel mit unterschiedlichem Gehalt an Histamin.

Wirkung von Histamin

Ist die Wirkung von Histamin bei einer Entzündung auch gewünscht und sogar notwendig, so kann sich die übersteigerte Reaktion schließlich als (Histamin)Intoleranz zeigen, ohne dass die typischen allergischen Klassifikationen nach Coombs und Gell Anwendung finden würden.

Histamin ist die wichtigste Mediatorsubstanz der Entzündung. Im Zuge von Allergien und Unverträglichkeiten werden vom Patienten oft Beschwerden angegeben, ohne dass ein Zusammenhang zu einer Allergie oder Unverträglichkeit hergestellt wird.

Es sind dies Herzklopfen nach dem Essen, Herzrhythmusstörungen, Atemnot bis hin zu asthmatischen Beschwerden. Histamin ist aber auch ein Überträgerstoff im Gehirn und an der Regulation von Wachheit, motorischer Aktivität, Sexualität und Nahrungsaufnahme beteiligt. Hyperaktivität bei Kindern zum Beispiel oder Suchtverhalten bei bestimmten Nahrungsmitteln können ebenfalls Folge einer Histaminwirkung sein. Histamin ist an der Entstehung von Schmerzen beteiligt und führt zur Kontraktion von glatter Muskulatur. In der Folge kommt es zu muskulären Krampfzuständen im Darm, Uterus und anderen Hohlorganen, welche sich bis zum Spasmus steigern können. Im Zuge allergischer Erkrankungen wird Histamin unter anderem bei der Typ-I-Reaktion freigesetzt.

Tab. 5: Wirkung von Histamin

Histaminmenge	physiologische Wirkung
1– 2 ng/ml	Steigerung der Magensaftsekretion
3–5 ng/ml	Anstieg der Herzfrequenz
6– 8 ng/ml	Blutdruckabfall
7–12 ng/ml	Verkrampfen der Muskeln im Bronchialbereich (Bronchospasmus)
> 100 ng/ml	Herzstillstand

Abbau von Histamin

Nachdem Histamin eine physiologische Substanz im Stoffwechsel ist, weist unser Körper nicht nur die Fähigkeit zur Histaminproduktion auf, sondern verfügt auch über Mechanismen, Histamin wieder abzubauen. Der Abbau erfolgt durch verschiedene Enzyme, die sich im Wesentlichen an den Orten befinden, an denen Histamin entsteht. Nachdem der Darm in dieser Hinsicht ganz entscheidend ist, finden wir dort das Enzym Diaminoxidase (DAO) vor.

Es trägt dazu bei, eine zu hohe Konzentration von Histamin durch dessen Abbau zu vermeiden, um lokale Entzündungen zu verhindern. Im Blut befinden sich weitere Enzyme, die das zirkulierende Histamin abbauen oder bei Bedarf ins Gewebe abgegeben werden, um dort ihre Wirkung zu entfalten. All diese Maßnahmen sollen gewährleisten, dass wichtige Funktionen des Histamins zur Unterstützung des Immunsystems stattfinden können, aber gleichzeitig ein Zuviel dieses Stoffes im Körper verhindert wird.

Entzündung und Allergien

Im Rahmen von Entzündungsprozessen übernehmen spezialisierte Zellen die Produktion und im Bedarfsfall auch die Freisetzung von Histamin als natürliche Reaktion des Immunsystems. Das passiert beispielsweise bei einer alltäglichen Erkältung oder einem Virusinfekt und führt zur Elimination des Auslösers. Der Prozess wird durch einfache andere Stoffwechselprozesse wieder beendet.

Im Zuge einer Allergie hingegen wird das in den Zellen gespeicherte Histamin durch das Allergen plötzlich freigesetzt, was zu einer überschießenden Reaktion führt. Nicht immer aber ist ein Allergen an der Reaktion maßgeblich beteiligt. Oft wird einfach vermehrt Histamin gebildet. Wir sprechen dann von einer Histaminintoleranz.

Nun haben wir aber auch in unserem Verdauungsapparat eine enorme Anzahl von Bakterien. Viele von ihnen können ebenfalls Histamin produzieren. Mehr noch: Bei einer Fehlbesiedelung mit Pilzen oder Parasiten (Dysbiose) produzieren diese ebenfalls Histamin. So wird eine Dysbiose zu einer wichtigen Ursache einer Histaminreaktion. Diese wird vorerst lokal zu einer Entzündung führen, sich aber schließlich über ein Leaky Gut und intestinale Autointoxikation in dementsprechenden Beschwerden äußern (siehe S. 56 ff.).

Histaminintoleranz

Als Histaminintoleranz bezeichnen wir das Ungleichgewicht zwischen der Menge des Histamins im Organismus und der Kapazität, dieses abzubauen. Haben wir mehr Histamin im Körper, als durch unsere Enzymsysteme wieder abgebaut und so in Balance gehalten werden kann, kommt es zum Überschreiten der (individuell unterschiedlichen) Toleranzgrenze und zu den zuvor genannten, histaminvermittelten Beschwerden.

Drei Faktoren beeinflussen das Histamingleichgewicht entscheidend:

a) Zufuhr von Histamin durch Lebensmittel
b) Entstehung von Histamin im Verdauungsapparat
c) Abbau von Histamin durch unsere Enzyme

Erst ein Missverhältnis führt zu krankmachenden Konzentrationen im Körper. Es stellt in erster Linie ein Mengenproblem, aber keine Allergie dar.

Histaminintoleranz

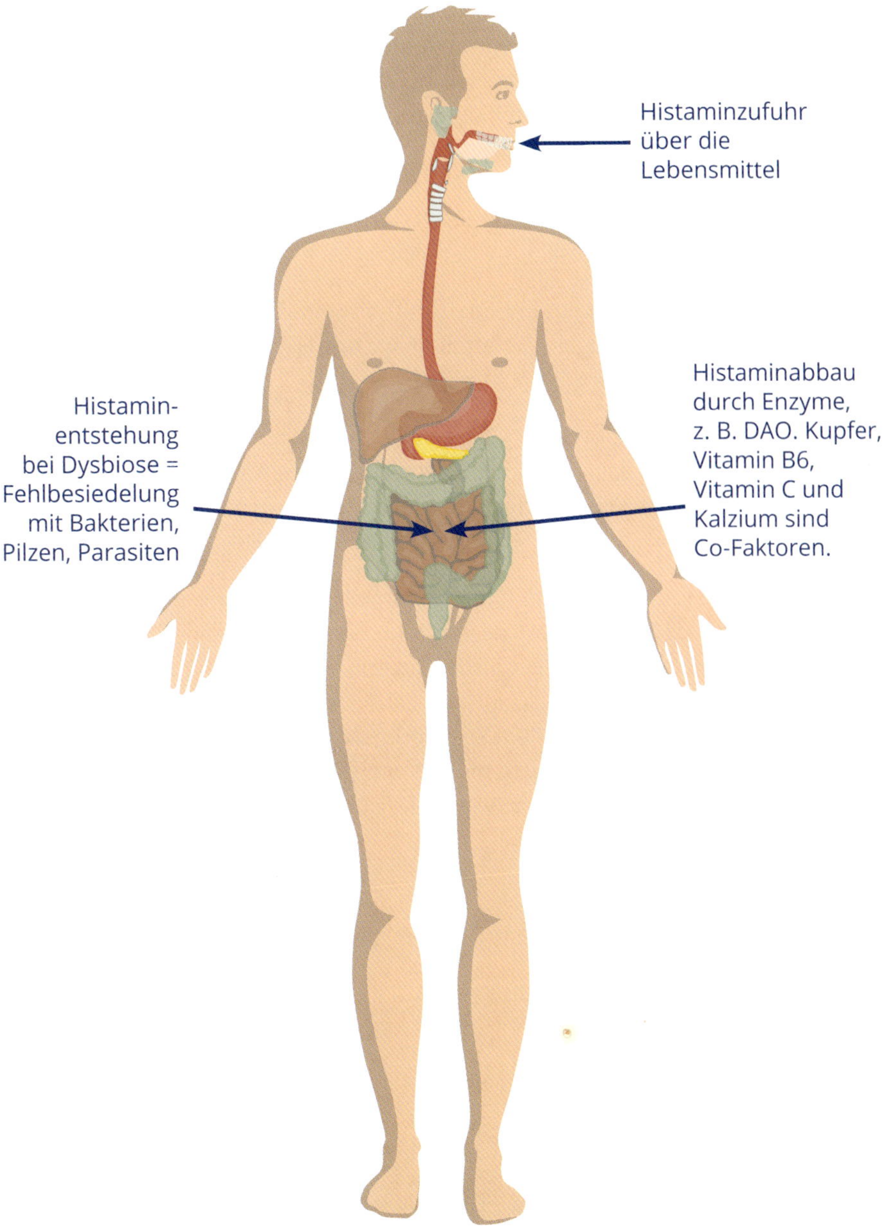

a) Histaminzufuhr durch Lebensmittel

Frische Lebensmittel enthalten nur unbedeutende Mengen an Histamin. Histamin entsteht erst bei Verarbeitungsprozessen durch Bakterien und Pilze. Histaminreich sind also in erster Linie Lebensmittel, bei denen im Zuge der Herstellung oder Haltbarmachung lange Reifungsprozesse stattfinden. Dies ist beispielsweise bei der Gärung von Sauerkraut, Wein, Bier oder Essig, bei der Herstellung von Käse sowie der Haltbarmachung von Fleisch oder Fisch durch Räuchern der Fall. Hier sind Mikroorganismen bei der Aromabildung beteiligt.

Die Konzentration von Histamin in Lebensmitteln unterliegt bei ein und derselben Gruppe starken Schwankungen. Generell steigt der Histamingehalt, je länger das Lebensmittel reift bzw. lagert.

Selbstredend ist auch verdorbenes Fleisch und/oder Fisch eine massive Histaminbelastung. Hygiene und sachgemäßer Umgang mit Lebensmitteln ist also Voraussetzung dafür, dass im Lebensmittel selbst nur niedrige Histaminkonzentrationen vorhanden sind.

Neben den Lebensmitteln, welche hohe Histaminkonzentrationen aufweisen bzw. entwickeln, gibt es auch solche, welche vermehrt Histamin freisetzen. Dies setzt voraus, dass Histamin bereits gebildet wurde und nun – ähnlich wie bei der Typ-I-Reaktion – nur mehr abgegeben wird. Zu solchen Lebensmitteln gehören Meeresfrüchte, Zitrusfrüchte, Tomaten und vor allem Erdbeeren. Möglicherweise verursachen aber auch manche Zusatzstoffe in Lebensmitteln wie Glutamat, Farbstoffe oder Nitrite ähnliche Reaktionen wie jene aufgrund eines Histaminüberschusses.

Histamin selbst ist hitzestabil und kann weder durch Kochen, Braten, Backen und Erhitzen in der Mikrowelle, noch durch Tiefkühlen zerstört werden.

Histaminhaltige Lebensmittel (histaminarm versus histaminreich)

histaminarm	histaminreich
Fleisch und Fisch (frisch oder tiefgefroren) z. B.: Dorsch, Seelachs, Scholle, Kabeljau	Geräuchertes, Gepökeltes, Getrocknetes, Mariniertes verdorbenes, schlecht gelagertes Fleisch, Fisch oder Geflügel Hering, Sardellen, Thunfisch, Makrelen, Selchfleisch, Osso Collo, Rohwürste wie Salami
frisches Gemüse und Obst z. B.: grüner Salat, Kirschen, Zitronen, Bohnen, Kohl	Sauerkraut, Tomate, Paprika, Spinat, Kürbis, Avocado, Nüsse, Pilze Ananas, Banane, Orange, Kiwi, Erdbeere
frische Milch und Milchprodukte z. B.: Butter, Kefir, Topfen/Quark, Cottage Cheese, Joghurt	Käse (z. B. Gouda, Camembert, schimmelgereifter Käse etc.) insbesondere lang gereifter Hartkäse (z. B. Emmentaler), Soja
Schnaps, Weißwein, saure Weine	Bier, (alter) Rotwein, Likör, Sekt, Champagner
Gemüsesäfte	Rotweinessig, Energydrinks
Bohnen- oder Malzkaffee	Brennnesseltee, schwarzer Tee
	Schokolade, Nougat, Kakao, Knabbergebäck

b) Histaminüberschuss durch Fehlverdauung

Auf die Bedeutung der Esskultur wurde bereits hingewiesen. Im Zuge von Fehlverdauungsprozessen entsteht reichlich Histamin. Aber auch Pilze (Candida) und Parasiten sind Histaminbildner. So wird eine Dysbiose – ein Missverhältnis als Gegensatz zu einer normalen gesunden Darmflora – zum Wegbereiter einer Histaminreaktion.

Bakterien

In unserem Verdauungsapparat leben unvorstellbar viele Bakterien. Es wird angenommen, dass die Zahl der Bakterien größer ist als die Zahl der Zellen des Organismus. Diese Bakterien leben in Symbiose und erfüllen bestimmte Aufgaben im Verdauungsprozess. Eine Dysbiose kann aus unterschiedlichen Gründen auftreten: bestimmte Erkrankungen, eine Antibiotikatherapie oder, wie bereits erwähnt, eine mangelnde Esskultur. Eine Belastung mit Amalgam, dessen Hauptvertreter Quecksilber wie ein Antibiotikum wirkt, führt ebenfalls zur Dysbiose.

Eine Dysbiose kann nur das Verhältnis einzelner Bakterien zueinander betreffen. Einzelne Stämme werden vermindert, andere vermehrt. Treten nun vermehrt Bakterien auf, welche zur Fäulnis führen, wie z. B. Proteus, Pseudomonas oder Clostridien, so entsteht wieder eine Reihe von biogenen Aminen aus dem Eiweißabbau. Diese biogenen Amine spielen bei der Histaminintoleranz eine entscheidende Rolle.

Pilzerkrankungen

Eine Dysbiose kann aber auch durch das Auftreten von Pilzen im Darm entstehen, dessen Hauptvertreter Candida albicans ist. Die Rolle von Pilzen als Krankheitsursache wird in der Fachwelt zwar nach wie vor differenziert beurteilt, eine Candidose – also eine Infektion durch Candida-Pilze – ist aber eindeutig wegbereitend für Allergien und/oder Intoleranzen (siehe hierzu „Candida-Diät", TRIAS Verlag).

Die Candidose erfüllt alle Kriterien einer Darmstörung, die zur Allergie führt. Candida albicans

- hat die Fähigkeit, Histamin freizusetzen
- bildet eine Reihe von Toxinen, von denen ungefähr 60 näher identifiziert wurden
- produziert viele Gärungsalkohole, welche den Histaminabbau blockieren

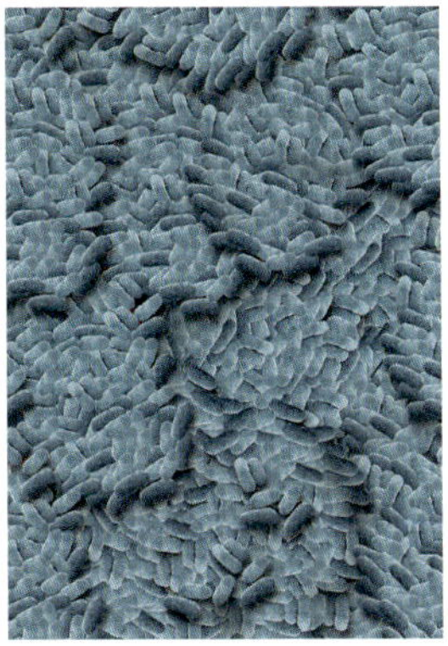

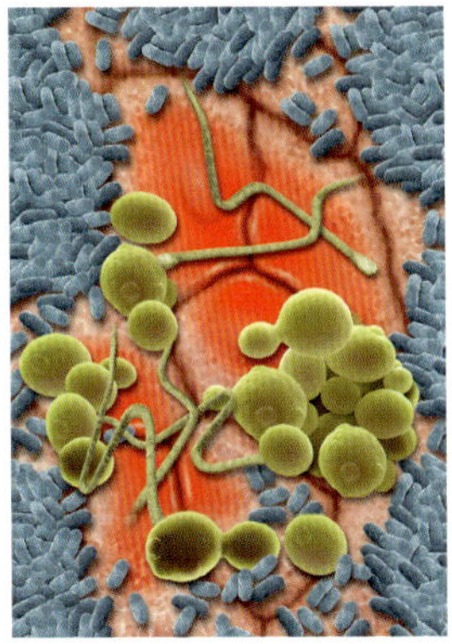

Schematische Darstellung der Darmflora.

Links: Intakte Oberfläche, vollständig durch Bakterien bedeckt.

Rechts: Defekter Bakterienrasen, offene Stellen werden von krankmachenden Keimen wie Pilzen besetzt.

Toxine führen zur Desintegration (= Auflösung) der Schleimhaut des Verdauungsapparates und damit zur Störung der Barrierefunktion. Somit ist eine Candidose eng mit dem Leaky-Gut-Syndrom verbunden, das die Voraussetzung für eine intestinale Autointoxikation darstellt. Das wiederum hat zur Folge, dass bei einer Candidose häufig auch begleitende Lebensmittelunverträglichkeiten zu finden sind.

Eigene Untersuchungen haben gezeigt, dass bei gut 50 Prozent der Patienten eine Candidose vorkommt. Diese wiederum bedingt, dass in weit über 90 Prozent der Fälle auch ein oder mehrere Lebensmittel nicht vertragen werden. Daher ist die Candidose wie ein roter Teppich für Lebensmittelintoleranzen zu sehen.

Untersuchung auf Candidose und Lebensmittelintoleranzen

Patienten insgesamt	**148**
davon mit Candidose	76
wiederum davon mit Lebensmittelintoleranzen	74
darunter Bäckerhefe	61
Kuhmilchprodukte	50
Weizen	29

Mehrfache Lebensmittelintoleranzen sind die Regel, in nur zwei Fällen einer Candidose fand sich keine Lebensmittelintoleranz.

Natürlich kann es aber auch umgekehrt sein: Eine Lebensmittelintoleranz kann langfristig auch zu einer Dysbiose bzw. Candidose führen.

Parasiten

Für Parasiten gilt ähnliches. Parasiten sind Schmarotzer, welche vornehmlich im Verdauungsapparat auf Kosten des Wirtes leben. Hierzu zählen verschiedenste Würmer, Rickettsien, Amöben oder Lamblien. Parasitenbefall wird immer mit mangelnder Hygiene gleichgesetzt, was aber grundsätzlich nicht stimmt. Wir müssen davon ausgehen, dass Parasiten häufiger vorkommen als angenommen. Schätzungen sprechen davon, dass in unserer westlichen Zivilisation bis zu 25 Prozent der Gesamtbevölkerung betroffen ist. Durch zahlreiche Auslandsreisen sind in unseren Breiten auch primäre „Exoten" häufiger anzutreffen als erwartet.

Klinische Beschwerden bei einer Parasitose sind Magen-Darm-Störungen, Juckreiz am Körper (vor allem am After) oder Störungen des Allgemeinbefindens mit Müdigkeit und Abgeschlagenheit. Die Beschwerden treten oft völlig in den Hintergrund oder werden regelmäßig wiederkehrend mit mehr oder weniger langen beschwerdefreien Intervallen beobachtet. Blutarmut und Gedeihstörung bei Kindern durch Wurmbefall kommt ebenfalls vor und sollte bei der Diagnostik immer in die Überlegungen miteinbezogen werden. Häufig jedoch treten die klassischen Beschwerden bei parasitären Belastungen gar nicht auf.

Nachdem der Parasit vom Organismus als fremd erkannt wurde, versuchen spezielle Abwehrzellen, sogenannte eosinophile Granulozyten, diesen zu eliminieren. Wenn ein Anstieg dieser weißen Blutzellen (= Eosinophilie) im Blutbild bemerkt wird, sollte also an einen parasitären Befall gedacht werden. Allerdings ist der Umkehrschluss – nämlich, dass eine „normale" Konzentration an Eosinophilen eine Parasitose ausschließt – nicht zulässig.

Parasiten wirken auf die unterschiedlichste Weise allergisierend. Zunächst stellen sie selbst ein artfremdes Eiweiß dar, das Reaktionen hervorruft. Zudem wird im biochemischen Ablauf durch die Tätigkeit der eosinophilen Leukozyten Histamin freigesetzt. Darüber hinaus bilden Parasiten selbst eine Reihe von Stoffwechselprodukten. Dadurch entsteht ein Mikromilieu, welches zwar dem Parasiten behagt und seinen Lebensbedingungen entspricht, aber gegen den Wirt – also in diesem Fall den Menschen – gerichtet ist. In diesem Milieu wiederum findet man als Fäulnisprodukte biogene Amine (siehe auch S. 42), aber auch eine Reihe von Gärungsalkoholen. Letztere sind zum Teil spezifisch für die jeweilige Parasitenart.

Es findet sich also immer wieder das gleiche Bild: Eine Dysbiose, egal, welcher Ursache und welcher Art, führt zu einem veränderten Milieu im Verdauungsapparat. Dieses Milieu begünstigt allergische Reaktionen und führt über die (Zer)Störung der Integrität des Verdauungsapparates zur intestinalen Autointoxikation. Das Behandlungsziel ist also die Sanierung des Verdauungsapparates.

c) Histaminüberschuss durch mangelhaften Abbau

Bisher haben wir in Bezug auf Histamin dessen Entstehung, Wirkung und die Konsequenzen unter die Lupe genommen. Aber auch der Abbau von Histamin muss genauer betrachtet werden.

Histamin ist eine biologisch hoch aktive Substanz. Der Organismus versucht daher sofort, ein Zuviel davon wieder abzubauen. Dies erfolgt, wie bereits erwähnt, durch spezifische Enzyme, vor allem die im Verdauungsapparat befindliche Diaminoxidase (DAO). Wenn die Abbaufähigkeit allerdings zu gering ist, entsteht ein Missverhältnis, die eine Histaminintoleranz hervorruft. Ein Missverhältnis kann grundsätzlich folgende Ursachen haben:

- angeborene Enzymmängel
- Begleitreaktion bei entzündlichen Magen-Darm-Erkrankungen
- Hemmung der Enzyme durch verschiedene Substanzen, z. B. Medikamente
- Konkurrenz: Überforderung des Systems durch Substanzen (biogene Amine), die ebenfalls vom gleichen Enzym (DAO) abgebaut werden
- Mangel an Mineralstoffen, Vitaminen etc.

Ein **Enzymmangel** kommt als angeborene und damit primär genetische Störung praktisch nicht vor oder ist extrem selten. Er spielt daher für die Mehrzahl der erkrankten Personen keine Rolle. Viel eher ist von einer durch verschiedene Erkrankungen erworbenen und damit passageren (vorübergehend auftretenden) Form auszugehen. Dies hat für die Therapie Bedeutung, da ein derartiger Enzymmangel durch eine Behandlung der Grunderkrankung rückgängig gemacht werden kann.

Akute entzündliche Erkrankungen wie Infekte des Darms spielen häufiger eine Rolle. Mit dem Abklingen des akuten Geschehens verschwindet aber zumeist auch das Problem mit dem Histaminabbau wieder.

Bei chronischen Belastungen und Erkrankungen werden stets Erkrankungen wie Colitis (ulcerosa) oder Morbus Crohn genannt, was in jedem Fall wichtig und nachvollziehbar ist. Viel häufiger jedoch finden sich Störungen bzw. Belastungen im Sinne einer Enteropathie nach Mayr. Dazu gehören unterschiedlichste Formen der Magen-Darm-Störung, ein chronisch entzündlicher Dünndarm, die Gärungsdyspepsie, Dysbiosen, Pilz- und/oder Parasitenbelastungen, Fäulnis durch übermäßige Eiweißzufuhr und vieles mehr. All diese Belastungen führen langfristig zu einer Überforderung des Abbaus und damit zu einer Erschöpfung des Systems. Gerade diese Belastungen kommen im Alltag am häufigsten vor, werden jedoch am wenigsten beachtet. In diesem Buch wird an unterschiedlicher Stelle näher darauf eingegangen.

Hemmung der Enzyme

Die Enzymsysteme unterliegen ebenfalls selbstregulierenden Maßnahmen, um nicht über das Ziel hinauszuschießen. Wird Histamin abgebaut, so hemmen die Abbauprodukte selbst das Enzymsystem. Dies ist sinnvoll, um zu signalisieren, dass eine entsprechende Wirkung erzielt wurde.

Eine weitere Hemmung erfolgt durch **Alkohol**. Somit wird klar, dass Alkohol auf zwei Ebenen angreift. Erstens als Lieferant von Histamin (z. B. in Rotwein) und zweitens als Hemmer des Histaminabbaus. Es ist aber nicht nur der von außen zugeführte Alkohol, sondern auch der im Rahmen von Gärungsprozessen im Verdauungsapparat entstehende Alkohol (Enteropathie nach Mayr). In weiterer Folge kann der Darm im Rahmen einer Dysbiose, einer allgemeinen Fehlbesiedelung mit Bakterien, Pilzen oder Parasiten, zum Ausgangspunkt einer Enzymblockade werden.

Als letzter, aber durchaus bedeutender Faktor seien noch die **Medikamente** erwähnt. Unter ihnen gibt es eine Reihe von unterschiedlichen Stoffen, die histaminabbauende Enzyme blockieren. Hierzu gehören einfache Hustenmittel, aber auch Antibiotika oder Herzmedikamente. Im Verdachtsfall ist eine Rücksprache mit dem behandelnden Arzt erforderlich, um einen Wechsel der in Frage kommenden Medikamente vorzunehmen.

Beispiele für Wirkstoffe, die bei Histaminintoleranz ungünstig sind:
(ohne Anspruch auf Vollständigkeit; im Einzelfall ist auf die Monographie des Arzneimittels zu achten und Rücksprache mit dem verordnenden Arzt zu halten)

Antibiotika	Ciprofloxacin, Clavulansäure, Cefuroxim, Tetracycline
Herzmittel	Verapamil, Propafenon, Nitroglycerin, Dihydralazin
Hustenmittel	Acetylcystein, Ambroxol, Aminophyllin, Codein
Magen-Darm-Mittel	Metoclopramid
Nierenmittel	Furosemid, Amilorid
Psychopharmaka	Amitriptylin, Serotonin-Wiederaufnahmehemmer (SSRI), Haloperidol, Barbiturat, Diazepam
Schmerzmittel	Nicht-steroidale Entzündungshemmer (NSAR) (z. B. Actetylsalicylsäure, Diclofenac), Metamizol, Morphin

Es gibt natürlich auch einzelne Medikamente, die – ähnlich wie bestimmte Lebensmittel – Histamin freisetzen. Hierin kann einerseits die Unverträglichkeit eines Medikaments begründet liegen, andererseits kann dadurch auch eine bestehende Histaminintoleranz verstärkt oder ausgelöst werden.

Konkurrenz um das Abbauenzym

Histamin ist als Substanz in die Gruppe der biogenen Amine einzuordnen; sie entstehen beim Abbau von Eiweiß. Dies kann physiologisch wichtige Substanzen wie Adrenalin oder Melatonin hervorbringen, aber auch eine Reihe von bakteriellen Zersetzungsprodukten wie Indol, Skatol, Cadavarin und Tyramin. Manche dieser biogenen Amine können selbst Histamin freisetzen, allesamt werden sie aber durch das gleiche Enzymsystem – die Diaminoxidase (DAO) – entgiftet. Es entsteht also eine gewisse Konkurrenzsituation. Wenn viele derartige biogene Amine gleichzeitig mit Histamin entstehen bzw. abgebaut werden müssen, ist die Diaminoxidase leicht „überfordert".

Zu wenige Mineralstoffe und Vitamine

Eine entsprechende Wirkung der Enzyme ist nur gewährleistet, wenn ausreichend Mineralstoffe und Vitamine vorliegen. Vor allem Kupfer ist für die optimale Wirkung der DAO wichtig. Gleichzeitig ist Kupfer aber ein Mineral, das bei entzündlichen

Erkrankungen verbraucht wird. Ein chronisch-entzündlicher Darm im Sinne einer Enteropathie nach Mayr führt also per se zu einer Kupferverarmung. Damit tritt wiederum die Histaminwirkung verstärkt auf.

Auch Vitamin B6 ist als Co-Faktor für das Enzymsystem notwendig. Leider finden sich gerade bei Personen mit allergischer Disposition oft Mangelsituationen im Hinblick auf Vitamin B6.

Vitamin C hat direkten Einfluss auf die Histaminkonzentration im Blut: Je höher der Vitamin-C-Spiegel, desto niedriger ist der Histaminwert und umgekehrt. Auffällig ist, dass der Histaminwert bereits bei einem normalen Vitamin-C-Spiegel ansteigt (im unteren Drittel des Normbereichs sogar extrem) und erst hochnormale, also leicht erhöhte, Vitamin-C-Konzentrationen den Histaminwert signifikant senken. Andererseits lässt sich die Histaminkonzentration durch die tägliche Gabe von ein bis zwei Gramm Vitamin C über mehrere Tage hinweg rasch senken. Gleichzeitig zeigt sich eine Besserung allergischer Symptome, beispielsweise einer Rhinitis oder von Asthma.

Weitere Möglichkeiten einer orthomolekularen Behandlung werden auf Seite 148 aufgezeigt.

ALLERGIE UND LYMPHSYSTEM

Das Lymphsystem ist Teil der Abwehrstrategie des Organismus. Der Ausdruck „Lymphe“ bedeutet „Wasser“. Gemeint ist damit das Gewebswasser oder genauer gesagt die Gewebsflüssigkeit, welche in Gewebsspalten fließt. Die Lymphe sammelt sich dann in sehr zarten Lymphbahnen, welche als Transportsystem ähnlich dem Blutsystem den gesamten Körper durchziehen. In diese Lymphbahnen sind die sogenannten Lymphknoten eingeschaltet. Hier wird die Lymphe gefiltert und im Sinne des Immunsystems auf Antigene überprüft. In den Lymphknoten selbst sind immunkompetente Zellen, die sogenannten **Lymphozyten**, welche bei Bedarf sofort immunologisch reagieren können. Entsprechend ihren Aufgaben finden wir solche Abwehrzentren in Arealen, wo potentiell Fremdartiges erwartet wird. Dazu gehören der gesamte Verdauungsapparat, beginnend im Rachen mit den Mandeln, sowie im Dünndarm die Peyer'schen Plaques (= Ansammlungen von Lymphfollikeln im Dünndarm) und die Appendix, der Wurmfortsatz. **Etwa 60 bis 70 Prozent des Immunsystems sind also an den Darm gebunden.** Ähnliches gilt für die Lunge, wo über die Inhalation von Luft ständig Fremdstoffe aufgenommen werden.

Weiters gelten der Thymus, die Milz sowie das Knochenmark zum Immunsystem im engeren Sinn. Diesen spezifischen Organen kommt die Gedächtnisfunktion zu, d. h., sie produzieren spezielle Zellen, welche bei einem Zweitkontakt mit dem Allergen reagieren.

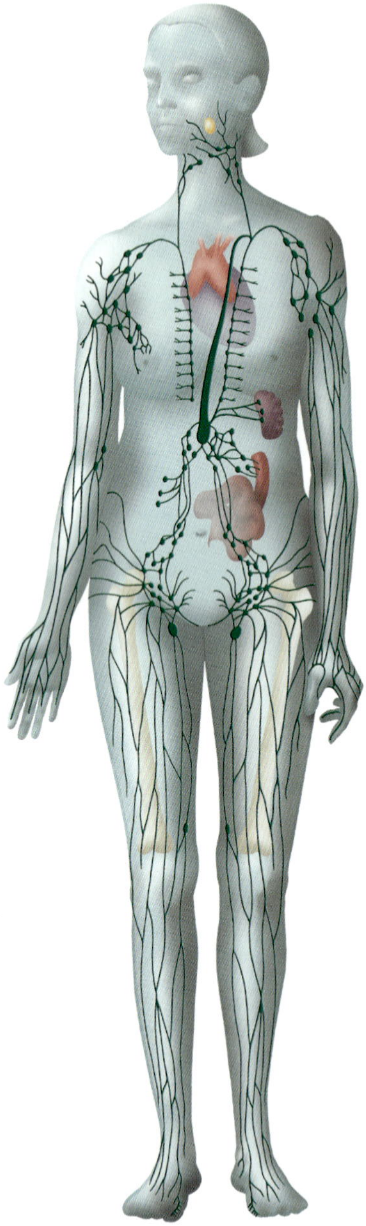

Das Lymphsystem im menschlichen Körper.

Im Magen-Darm-Trakt erfolgt die Resorption der Speiseninhaltsstoffe über das Lymphsystem. Wir können das Lymphsystem auch mit einer Kanalisation vergleichen. Über dieses Kanalsystem werden Abfallprodukte abtransportiert und der Kläranlage – den Lymphknoten – zugeführt. Nach erfolgter Reinigung gelangt das saubere Wasser nun wieder ins Blutsystem. Den Lymphknoten bzw. einzelnen Stationen kommt also die Aufgabe der Erkennung der Fremdartigkeit, Reinigung, Entgiftung und Informationsweitergabe an den gesamten Organismus zu.

Wie jedes System kann auch dieses überfordert sein bzw. werden. Ist das Angebot an Schadstoffen und damit der Bedarf an Reinigung größer als die momentane Kapazität zur Elimination, kommt es zur Expansion der Kläranlage – die Lymphknoten werden größer. Bleibt das Angebot an Störstoffen weiterhin bestehen, resultiert daraus letztlich eine Stauung im Transportsystem. Der Röntgenologe Helmut Weiss bezeichnete diese Stauung der Darmlymphe als „Radixödem" (siehe auch S. 45). Dies deshalb, weil im Bereich des Aufhängeapparates des Dünndarms (der Wurzel = Radix) diese Lymphstauung (= Ödem) sowohl sichtbar als auch spürbar wird. Als Radiologe konnte er dies röntgenologisch nachweisen, in der Untersuchung nach Mayr imponiert es als zum Teil sehr harter Widerstand in der Tiefe des Bauches. Ein Kollege von mir, welcher gerade eine Mayr-Therapie durchführte, untersuchte eines Tages dahingehend seine Gattin. Nachdem er „etwas Hartes" im Bauch ertastete, rief er ganz aufgeregt an. Als Intensivmediziner kenne er solche Befunde nur bei massiven Krebserkrankungen. Nach erfolgter Mayr'scher Untersuchung konnte er beruhigt werden. Es zeigte sich das Bild eines deutlichen Radixödems, was durch weitere Untersuchungen bestätigt werden konnte.

Je stärker dieses Ödem ausgeprägt ist, umso eher kommt es auch zur Verlagerung von Darmschlingen, zu Irritationen und Schmerzen in der Wirbelsäule sowie zur Behinderung des gesamten Lymphabflusses – sowohl vom Oberkörper als auch von den Beinen ausgehend. **Schwellungen in den Beinen, aber auch in der Brust** (besonders bei Frauen zu beachten!) sind also immer einer Stauung der Radix verdächtig. Gesellen sich noch Entzündungsvorgänge hinzu, ist dies mit „Schmerzen unklarer Genese" verbunden, welche sowohl den Bauchraum, häufiger jedoch die Wirbelsäule betreffen. Viele unklare **Kreuzschmerzen** haben hierin ihre Ursache.

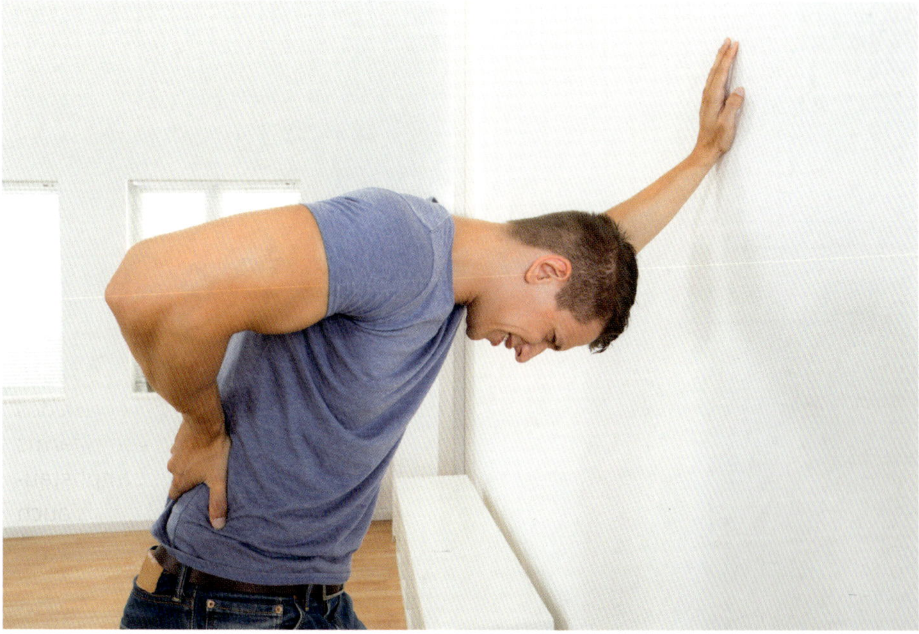

Leider müssen wir davon ausgehen, dass in allen Fällen von Verdauungsstörungen aufgrund von Gärung und Fäulnis nicht nur die Barrierefunktion des Darms selbst gestört wird, sondern dass auch die dadurch in den Organismus gelangten Stoffe das darmassoziierte Immunsystem zur Reaktion zwingen. Dieses wird so aber nicht nur blockiert, sondern es zeigen sich Auswirkungen im gesamten Organismus. Das heißt, auch andere Organsysteme erhalten die „Allergieinformation" und reagieren entsprechend. Die in den Organismus gelangten Toxine müssen weiter entgiftet und unschädlich gemacht werden. Das erledigt zum Beispiel die Leber.

In der **Therapie des Lymphstaus** braucht man viel Geduld, da sich das Lymphsystem nur langsam regeneriert. Es lässt sich jedoch rasch eine Beschwerdefreiheit oder zumindest Reduktion der Beschwerden erzielen, wenn man den therapeutischen Richtlinien des VIVAMAYR-Prinzips folgt.

UNVERTRÄGLICHKEIT VON KOHLENHYDRATEN

Die bisherigen Betrachtungen haben mögliche Reaktionen auf Eiweiß behandelt. Darüber hinaus gibt es aber auch Unverträglichkeiten gegenüber bestimmten Kohlenhydraten (Zucker). Dabei ist ein grundsätzlicher Unterschied zu beachten: Bei Reaktionen auf Eiweiß besteht neben der Unverträglichkeit auch die Möglichkeit einer allergischen Reaktion. Dies ist bei kohlenhydratbezogenen Reaktionen nicht der Fall.

Kohlenhydrate werden durch Enzyme, welche sich im Verdauungsapparat befinden, verarbeitet. Sind diese Enzyme nicht in der Lage, die Zuckermoleküle ordnungsgemäß zu verstoffwechseln, verbleiben sie im Verdauungsapparat. Ihre Konzentration erhöht sich und sie werden in der Folge von Darmbakterien abgebaut. Dabei entsteht wiederum die bereits beschriebene Gärungsdyspepsie. Somit ist eine Unverträglichkeit gegenüber Kohlenhydraten immer mit einer Schwäche der entsprechenden zuckerverarbeitenden Enzyme verbunden. Dabei ist zu beachten, dass bereits kleine Mengen des unverträglichen Kohlenhydrats diese Reaktion auslösen können, die sich in Form einer „Allergie" äußert.

Konsequenzen für den Verdauungsapparat

Durch die Vergärung der Kohlenhydrate entstehen wieder Säure, Alkohol und Gas. Die Buttersäure als Vertreter dieser Säureproduktion kann zwar von den Darmzellen weiter verstoffwechselt werden, letztlich führt aber die Gärung zu einer allgemeinen Übersäuerung. Die entstandenen Alkohole müssen wieder von der Leber abgebaut werden. Die dabei entstehenden Gase führen einerseits zu Blähungen, sind aber andererseits auch für die Aktivierung der Darmtätigkeit mitverantwortlich und können so für die Kohlenhydratunverträglichkeit typische Durchfälle nach sich ziehen. Klinisch führen die beschriebenen Reaktionen zu den typischen Beschwerden, die wir als „Reizdarm" oder „Irritable Bowel Syndrome" (IBS) bezeichnen. Diese treten mit einer Latenz von circa 30 bis 60 Minuten nach Verzehr des unverträglichen Lebensmittels auf. Der dadurch produzierte Wasserstoff wird als diagnostisches Kriterium zur Verifizierung einer Kohlenhydratunverträglichkeit herangezogen.

H_2-Atemtest zur Bestimmung einer Kohlenhydratmalabsorption

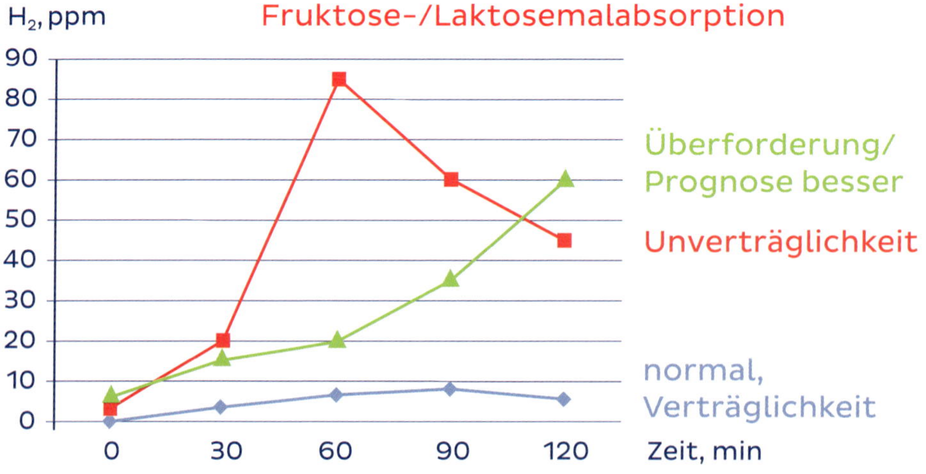

Wasserstoff-Atem-Test

Mittels Atemtest kann eine Unverträglichkeit gegenüber Kohlenhydraten festgestellt und auch deren Intensität erkannt sowie eine Prognose gegeben werden. Dabei wird eine Provokation mit dem für die Unverträglichkeit in Frage kommenden Kohlenhydrat, also mit Frucht- oder Milchzucker, durchgeführt. Die Konzentration von Wasserstoff in der Atemluft innerhalb von zwei Stunden nach Provokation zeigt die mögliche Belastung an.

Normalerweise wird Wasserstoff nicht oder nur in ganz geringen Mengen gebildet (siehe Abbildung, blaue Kurve). Besteht jedoch eine Unverträglichkeit, so ist der Wasserstoff je nach Grad und Intensität in der Atemluft nachweisbar (grüne bzw. rote Kurve). Steigt die Konzentration rasch an (rote Kurve), so ist dies ein Zeichen für eine massive Belastung bzw. fast völliges Erliegen der Enzymaktivität und hat eine schlechte Prognose. Steigt die Konzentration erst gegen Ende der Messperiode an (grüne Kurve), so ist davon auszugehen, dass das Enzym noch eine gewisse Restkapazität im Hinblick auf den Abbau des Kohlenhydrats aufweist. Dies bedeutet, dass geringe Mengen des Kohlenhydrats noch verarbeitet werden können und erst bei exzessiver Zufuhr die Unverträglichkeit auftritt. Es deutet darauf hin, dass eine Überforderung durch zu viel Zucker besteht.

Im Zuge des Tests können typische Darmbeschwerden mit Blähungen, Krämpfen und Durchfällen auftreten, welche ebenfalls als Zeichen für das Vorliegen einer Unverträglichkeit gewertet werden können. Fällt der Atemtest bei bestehendem klinischen Verdacht und entsprechender Symptomatik negativ aus, d. h., kann der Verdacht einer Kohlenhydratunverträglichkeit beim Atemtest nicht bestätigt werden, können die Beschwerden auch durch eine besondere bakterielle Fehlbesiedelung verursacht sein. Manche Bakterien vermögen nämlich Wasserstoff in Methangas umzuwandeln, wodurch kein Wasserstoff in der Atemluft feststellbar ist. Wichtiger als ein negativer Atemtest ist in diesem Fall die Beachtung der klinischen Symptomatik hinsichtlich Fruktosemalabsorption.

Fruktosemalabsorption

Obwohl beide Einfachzucker sind, wird Fruktose (Fruchtzucker) grundsätzlich anders verstoffwechselt als beispielsweise Glukose. Letztere wird mehr oder weniger passiv aus dem Darm aufgenommen, während Fruchtzucker ein Transportenzym benötigt (GLUT5). Damit ist die Aufnahme von Fruchtzucker im Körper von der Kapazität und der Aktivität des Transporters abhängig. Und wie alle Enzyme kann auch dieser Transporter durch verschiedene Einflüsse in seiner Transportfähigkeit beeinträchtigt werden.

Sehr selten besteht eine angeborene, also genetische Schwäche. Sollte dies tatsächlich der Fall sein, muss die betroffene Person weitgehend auf Fruchtzucker in der Ernährung verzichten. Gegebenenfalls ist die Einnahme von Enzymen hilfreich. In den vergangenen 20 Jahren klinischer Erfahrung hat sich gezeigt, dass nur eine Handvoll Personen diese Form der Schwäche aufgewiesen haben.

Viel häufiger als die genetische Schwäche ist die Überforderung durch ein Zuviel an Obst in der Ernährung. Bei solch exzessiver Fruchtzufuhr wird die Transportkapazität bei weitem überstiegen und es entstehen die bereits beschriebenen typischen Beschwerden der Gärungsdyspepsie.

Auch kommt eine Blockierung des Enzyms, etwa durch Sorbit (vollständig) oder Xylit (teilweise), vor. Beide Substanzen sind Zuckeraustauschstoffe und finden sich als Zusatz in verschiedenen Zubereitungen wie Kaugummi, als Geschmackskorrigens, als Süßstoff für Diabetiker oder als Hilfs- und Zusatzstoff in Arzneimitteln. Die Vermeidung dieser Produkte ist also für die Regeneration des Transportsystems sehr wichtig.

Entzündliche Erkrankungen des Darms beeinträchtigen ebenfalls die Aktivität des GLUT5-Transportes. Dies ist für Erkrankungen wie Colitis (ulcerosa) oder Morbus Crohn von Bedeutung, aber auch bei „einfachen" Darmentzündungen bereits festzustellen. Besonders hervorzuheben ist an dieser Stelle die Entzündung durch Parasiten. Diese scheinen die Transporter spezifisch zu blockieren. Daher ist der Patient bei einer Fruktosemalabsorption immer auch auf eine parasitäre Belastung hin zu untersuchen und diese gegebenenfalls zu behandeln.

Fruchtzucker und Tryptophan: Die Stimmung ist im Keller

Sehr oft finden sich Stimmungsschwankungen als Zeichen einer Störung der Fruchtzuckeraufnahme. Dies lässt sich damit erklären, dass der im Darm befindliche Fruchtzucker einen schwer löslichen Komplex mit der Aminosäure Tryptophan eingeht. Dadurch nimmt der Körper weniger Tryptophan auf, das im Stoffwechsel des Gehirns in Serotonin umgewandelt wird. Serotonin bezeichnen wir auch als das „Glückshormon", weil es die Stimmung reguliert. Ein Mangel an Serotonin führt zu Stimmungsschwankungen bis hin zu depressiven Erkrankungen. Viele Medikamente haben bei der Behandlung von Depressionen das Ziel, den Serotoninspiegel zu erhöhen. Ist aber insgesamt zu wenig Tryptophan vorhanden, so wird dies langfristig schwierig.

Viel einfacher und zielführender ist es, die Resorption von Tryptophan zu verbessern, indem man die zugeführte Menge an Fruchtzucker reduziert.

Hinzu kommt, dass wir in einem weiteren Schritt aus Serotonin Melatonin synthetisieren. Dies ist die wichtigste Substanz zur Rhythmisierung des gesamten Stoffwechsels; Melatonin steuert u. a. unser Schlafverhalten. Auch dieser Stoffwechselprozess wird durch eine Fruktosemalabsorption beeinträchtigt. Beschwerden in Richtung Stimmungsschwankungen und einem veränderten Schlafverhalten weisen daher oft auf eine Fruchtzuckerstörung hin. Auffällig häufig trifft dies bei Personen zu, die der Meinung sind, sich „eh so gesund" zu ernähren.

Bedeutsam ist auch, dass die Fruchtzucker-Tryptophan-Komplexe im Verdauungsapparat weiter zu biogenen Aminen umgewandelt werden. Dies führt in der Folge dazu, dass die entzündliche Reaktion aufgrund einer Histaminintoleranz verstärkt wird, nachdem die biogenen Amine insgesamt über das gleiche Enzymsystem abgebaut werden (siehe „Konkurrenz um das Abbauenzym" auf Seite 61). Dadurch wird auch das Spurenelement Zink vermehrt verbraucht, weshalb bei der Fruktosemalabsorption praktisch immer ein Zinkmangel festzustellen ist (siehe Literaturverzeichnis: „Fruktosemalabsorption", Ledochowski et al.). Zusätzlich ist damit zu rechnen, dass ein Defizit vor allem an Vitamin B12 und Folsäure sowie oft auch Kupfer als Ausdruck des erhöhten Verbrauchs durch eine Entzündung besteht.

Lebensmittel mit Fruchtzuckergehalt

Obst und Trockenfrüchte wie Rosinen, Feigen, Datteln und Marillen/Aprikosen
Obstsäfte, Obstsmoothies, Kompott, Marmeladen/Konfitüren
Tomaten, Karotten, Bohnen, Schwarzwurzel
Honig, Ahornsirup, Agavensirup, Obstdicksäfte
Wein, Liköre

Sorbithältige Lebensmittel reagieren ebenso wie solche mit hohem Fruchtzuckergehalt:

Bier (enthält Sorbit)
Zusatzstoffe mit E 420 (Sorbit) und E 965 (Maltit)
Invertzucker (Kombination aus Fruchtzucker und Traubenzucker)

Glukose versus Fruktose

Anders als Fruchtzucker wird Glukose (Traubenzucker) entsprechend einem Konzentrationsunterschied aus dem Verdauungsapparat in den Körper aufgenommen. Wir benötigen dazu also keine Enzymsysteme. Dies legt die Vermutung nahe, dass Glukose für unseren Stoffwechsel wichtiger ist als Fruktose und steht im Gegensatz zur Meinung vieler Ernährungsexperten, die immer wieder die Bedeutung von Fruchtzucker hervorheben. Sie empfehlen dann größere Mengen an bzw. häufigeren Konsum von Obst. Interessant ist in diesem Zusammenhang besonders, dass Glukose die Aufnahme von Fruchtzucker fördert. Man kann also annehmen, dass Glukose das GLUT5-Transportsystem für Fruchtzucker stimuliert oder auch den Fruchtzucker einfach bei der Resorption „mitnimmt“. Diese Tatsache sollte man bei der späteren Wiederaufnahme von Obst in den Speiseplan – etwa nach einer VIVA-MAYR-Therapie – beachten:

Wird das Obst etwas gezuckert, erleichtert das die Aufnahme von Fruktose enorm.

Auch zeigt sich bei jenen Lebensmitteln, in denen auch Zucker vorkommt, eine bessere Verträglichkeit des Fruchtzuckers selbst. So ist nicht nur der absolute Gehalt an Fruchtzucker ein Maß für die Verträglichkeit (ideal: unter 2 Prozent), sondern auch das Verhältnis von Fruchtzucker zu Glukose (ideal etwa 1:1).

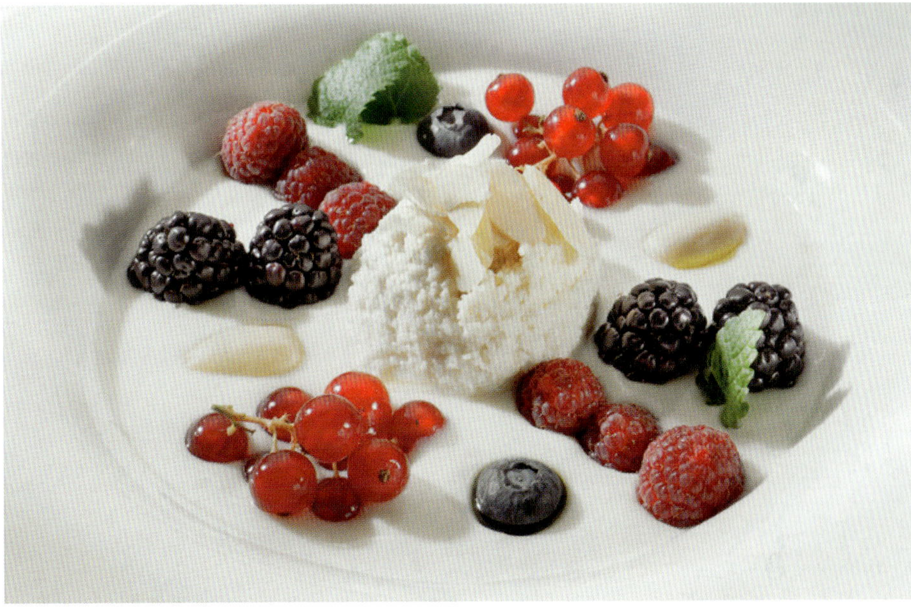

Fruchtzucker und Leber

Damit Fruchtzucker im Stoffwechsel weiterhin als Energielieferant herangezogen werden kann, muss die Leber den Fruchtzucker umwandeln. Somit übernimmt die Leber wichtige Aufgaben der Verstoffwechselung von Fruktose. Überfordern wir sie durch ein Zuviel an Obst oder dergleichen, so wird die Menge an Fruchtzucker in der Leber zur „Verfettung" derselben führen. Diese Erkenntnis hat in der Medizin erst in den letzten Jahren Eingang gefunden. Wir hatten früher immer gedacht, dass Obst viel gesünder und wertvoller und vor allem für Diabetiker günstiger sei als Zucker. Leider ist dem nicht so. Wir wissen heute, dass Fruchtzucker viel schneller und auch stärker zu einer Leberverfettung führt als Zucker selbst. Wenn die Verfettung auch auf andere Organe übergreift, sind vorrangig die Ovarien (Eierstöcke) im hormonellen System betroffen. Oft entwickelt sich ein sogenanntes PCO-Syndrom (polyzystische Ovarien). Beschwerden wie das prämenstruelle Syndrom (PMS), aber auch unerfüllter Kinderwunsch können daraus resultieren. Wir erkennen also, dass eine Fruchtzuckeraufnahmestörung weitreichende Auswirkungen auf den Stoffwechsel und die hormonelle Regulation hat und unterschiedliche Bereiche und Erkrankungen damit in Zusammenhang stehen.

Laktoseintoleranz

Laktose (Milchzucker) ist ein Zweifachzucker, der als solcher nicht resorbiert wird. Er muss zuerst durch das Enzym Laktase in seine Bestandteile Glukose (Traubenzucker) und Galaktose (Schleimzucker) zerlegt werden.

Aufspaltung von Laktose

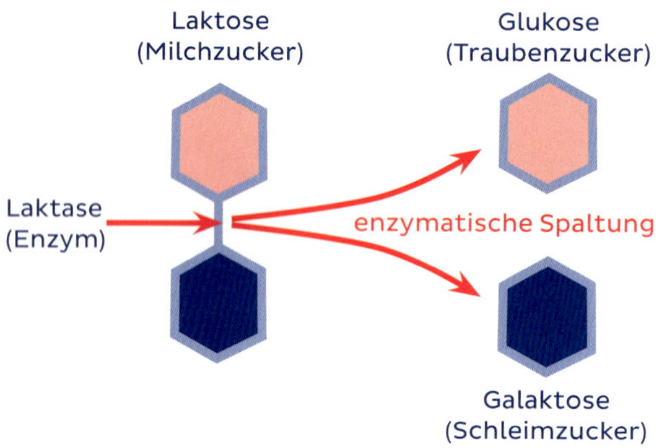

Nun ist Milch das erste und wichtigste Lebensmittel am Beginn unseres Lebens. Dies trifft auf alle Säugetierarten zu. Daher hat das Enzym Laktase auch am Anfang unseres Lebens eine hohe und jedenfalls ausreichende Aktivität, um sicherzustellen, dass wir in der Wachstumsphase genügend Energie für alle notwendigen Entwicklungsschritte aus der Muttermilch erhalten. Mit zunehmendem Alter jedoch reduziert sich die Aktivität dieses Enzyms deutlich. Das hat zur Folge, dass Erwachsene den Milchzucker viel schlechter, manche nur unzureichend bis gar nicht spalten können. In weiterer Folge führt dies zu den bereits beschriebenen Zeichen der Gärungsdyspepsie, da die Darmbakterien nun den Milchzucker vergären.

Zusätzlich zu dieser physiologischen Enzymschwäche kann es vorkommen, dass eine genetische Prädisposition, also eine angeborene Enzymschwäche, vorliegt. Dabei zeigen sich deutliche geographische Besonderheiten. So finden wir ein deutliches Nord-Süd- und West-Ost-Gefälle: Je weiter wir auf der Erdkugel in Richtung Süden oder Osten blicken, desto häufiger tritt Laktoseintoleranz auf. Zum Beispiel findet sich diese im Norden Europas bei etwa 10 bis 15 Prozent der Bevölkerung, am afrikanischen Kontinent hingegen bei bis zu 100 Prozent der ursprünglichen Einwohner. Ähnliches gilt für den asiatischen Bereich, wo Laktoseintoleranz ebenso weit verbreitet ist. Bemerkenswert ist, dass Milch in diesen Regionen der Erde in der Ernährung der Erwachsenen keine besondere Rolle spielt.

Wenn Milch nur zeitweise am Speiseplan steht, kann diese vom Körper gut toleriert werden. Wenn sie jedoch – wie uns die Werbung heute ständig zu suggerieren versucht – regelmäßig genossen wird, überfordern wir unseren Organismus und verursachen umfangreiche Störungen im Verdauungsapparat.

Milchzucker wird über den Verzehr von Milch aufgenommen, aber auch in vielen anderen Bereichen eingesetzt. So ist Laktose ein beliebter und billiger Füllstoff in verschiedenen Arzneimitteln. Auch homöopathische Tabletten sind oft auf Milchzuckerbasis. Weiters ist zu bedenken, dass Milchzucker nicht nur als Inhaltsstoff von Milch und Joghurt zu finden ist, sondern häufig Fertigprodukten zugesetzt wird. Auch verschiedene Fitnessprodukte für Sportler enthalten viel Milchzucker, sofern sie auf Molkebasis hergestellt wurden. Die Zufuhr wird vor allem für den Muskelaufbau empfohlen, was aber in Anbetracht der weitverbreiteten Laktoseintoleranz oft mehr Nachteile als die erhofften Vorteile für die Konsumenten mit sich bringt. Allerdings ist in den letzten Jahren ein deutliches Umdenken zu bemerken: Durch das wachsende Bewusstsein hinsichtlich Intoleranzen, im Speziellen gegenüber Laktose, gibt es heutzutage zahlreiche Alternativen am Markt. Nachdem Laktose praktisch in allen tierischen Produkten vorkommt, nicht jedoch in pflanzlichen Extrakten, sind Hafer-, Reis-, Soja-, Hanf-, Kokosmilch und viele andere Produkte verfügbar. Sie sind auch gute Alternativen, was den Geschmack anbelangt.

Zudem sind viele Produkte bereits in einer milchzuckerfreien Variante erhältlich, die besonders gekennzeichnet ist. Diesen Milchprodukten wurde das Enzym Laktase beigefügt, der Milchzucker wird bereits im Milchprodukt selbst gespalten und das Milchprodukt damit für den Konsumenten verträglich. Allerdings ist der Geschmack stets deutlich süßer, da nun die beiden Einfachzucker – Glukose und Galaktose – rasch und intensiv wahrgenommen werden. Derartige Milchprodukte sind deshalb bei einer Candida-Diät oder für Diabetiker nicht zu empfehlen.

Milchzuckergehalt in Lebensmitteln

Molkepulver	70,0 %
Kuhmilchpulver	50,0 %
Stutenmilch	6,0 %
Büffelmilch	5,0 %
Kuhmilch	4,8 %
Schafmilch	4,7 %
Ziegenmilch	4,2 %
Kamelmilch	3,8 %
Crème fraîche	4,5 %
Joghurt, Schlagobers/-sahne	4,0 %
Sauerrahm/Saure Sahne	3,0 %
Topfen/Quark	3,0 %
Butter	0,6 %
Hartkäse	0,0 %

Die Menge ist entscheidend

Wie in der Tabelle ersichtlich, finden wir ganz unterschiedliche Mengen an Milchzucker in den verschiedenen Lebensmitteln. Die Erfahrung zeigt, dass Lebensmittel mit einem Milchzuckergehalt von unter 2 Prozent deutlich besser verdaut werden als jene mit höherem Milchzuckergehalt. Hier gilt es auch zu erwähnen, dass Käse laktosefrei ist. Im Rahmen des Herstellungsprozesses wird nämlich der gesamte Milchzucker von den Bakterien, welche zur Käseherstellung verwendet werden, abgebaut. Frischkäse wie Topfen (Quark) enthält bis zu 3 Prozent Milchzucker oder auch etwas mehr. Hier kann man die individuelle Verträglichkeit zum Beispiel durch eine Probemahlzeit testen. Es sind aber auch Schaf- und/oder Ziegentopfen mit deutlich weniger als 2 Prozent Milchzuckergehalt erhältlich. Letztlich hängt das tatsächliche Gehalt vom Herstellungsprozess ab.

Bei akuten Beschwerden steht als „Notlösung" das Enzym Laktase in arzneilicher Form zur Verfügung. Dieses kann bei entsprechender Notwendigkeit zugeführt werden, grundsätzlich ist es jedoch besser, den Konsum laktosehältiger Lebensmittel von vornherein deutlich einzuschränken bzw. völlig darauf zu verzichten. Wohlbefinden und Gesundheit sind die Belohnung für den Verzicht.

WIE ERKENNT MAN EINE ALLERGIE ODER INTOLERANZ?

Es kann oft nicht schaden, eine Diagnosestellung aufgrund klinischer Beschwerden zu hinterfragen. Die Mediziner sind sich heute bei vielen Erkrankungen zwar darüber einig, dass eine Allergie als Auslöser die Ursache ist. Zu diesen Krankheiten zählen Heuschnupfen, Asthma bronchiale, Neurodermitis, verschiedene Kontaktekzeme oder der Reizdarm. Handelt es sich um eine IgE-vermittelte Typ-I-Reaktion vom Soforttyp mit einer genetischen Prädisposition, dann spricht man von Atopie.

Darüber hinaus gibt es jedoch eine Reihe von Beschwerden und Krankheitsbildern, welche zwar an eine Allergie bzw. Intoleranz denken lassen, die aber nicht in das klassische Allergieschema passen. Hierzu zählen Kopfschmerzen, Migräne, chronische Sinusitis, Herzrhythmusstörungen, gastrointestinale Störungen wie Magenbeschwerden oder Reizdarmsymptome, Hauterkrankungen und vieles mehr. Man sollte sich oft nicht von modernen Diagnosen wie Fibromyalgie-Syndrom (generalisierte Muskelschmerzen) oder Polymyalgia rheumatica (rheumatisches Schmerzsyndrom) beunruhigen lassen. Auch Begriffe wie „unklare Genese“ oder „psychosomatisch“ sollten hinterfragt und der Patient im Hinblick auf Allergien bzw. Intoleranzen untersucht werden. Vor allem das große Gebiet der Frauenkrankheiten, angefangen von Regel- bis hin zu den Menopause-Beschwerden, können darunter fallen. Im Sportbereich lassen ständig wiederkehrende Beschwerden am Bewegungsapparat, vor allem Muskel- und Sehnenansatz-Beschwerden, an eine Intoleranz oder Allergie denken.

Ungeachtet obiger Aufzählung, welche nur exemplarisch ist und keinen Anspruch auf Vollständigkeit erhebt, sollte man immer an eine mögliche Unverträglichkeit bzw. Allergie denken, wenn Beschwerden im Zusammenhang mit dem Verzehr bestimmter Lebensmittel auftreten. Auch im Wohnbereich finden sich oft Auslöser, welche genau dann Reaktionen hervorrufen, wenn man sich in den betroffenen Räumen aufhält. Vor allem der Schlafbereich ist hervorzuheben, da man dort die ganze Nacht verbringt und den möglichen Einflüssen wie Hausstaubmilben, Bettwäsche etc. täglich über viele Stunden ausgesetzt ist.

Klassische Allergiediagnostik

Die klassische Allergiediagnostik umfasst neben einer genauen Anamnese und Befunderhebung den Einsatz einer Reihe von Testverfahren bzw. Laboruntersuchungen. Hier muss betont werden, dass der Anamnese eine besondere Bedeutung zukommt; sie kommt in der heutigen „Massenmedizin" jedoch oft zu kurz. Wenn der Arzt dem Patienten aufmerksam zuhört, wird er bereits häufig erste Hinweise finden, die eine Spur in Richtung einer Allergie oder Unverträglichkeit legen. Wir Mediziner müssen lernen, dass der Patient seine subjektiven Beschwerden schildert. Diese müssen von uns ernst genommen und nicht vorschnell als „psychisch" abgetan werden. An dieser Stelle sei ein Spruch von George Goodheart Jr., DC, einem US-amerikanischen Chiropraktiker und Begründer der Applied Kinesiology (Funktionelle Myodiagnostik), genannt: **„You can only find what you know."** – „Du kannst nur das finden, was du kennst." Diese Aussage trifft auf Allergien im Besonderen zu. Wenn wir nicht daran denken, dass die geschilderten Beschwerden auch im Zusammenhang mit einer Allergie stehen können, werden wir nicht in diese Richtung hin untersuchen und folglich auch nichts finden.

Im Labor können zahlreiche Parameter bestimmt werden. Standard ist die Bestimmung der einzelnen Immunglobulinwerte. Vor allem eine Erhöhung von Immunglobulin E weist auf das Vorliegen einer Typ-I-Sofortreaktion hin. Auch bei parasitärer

Belastung sind hohe Immunglobulin-E-Spiegel feststellbar. Eine genauere Aussage als die Auswertung des gesamten Immunglobulinstatus liefert die Untersuchung auf allergenspezifische IgE-Antikörper.

Immuntest

In den letzten Jahren haben sich im Bereich der Lebensmitteltestung sogenannte Immuntests etabliert. Dabei werden im Reagenzglas die Reaktionen gegenüber Immunglobulin der Klasse G überprüft. Dies würde am ehesten einer Typ-III-Reaktion nach Coombs und Gell entsprechen. Die Immuntests sind wesentlich sensibler für Lebensmittelunverträglichkeiten als Provokationstests (siehe unten), allerdings werden diese Tests von Allergologen noch angezweifelt. Es gibt jedoch hinreichend Evidenz, dass diese IgG-Tests gerade im Lebensmittelbereich viel aussagekräftiger sind und bei darauffolgender konsequenter Vermeidung der als unverträglich ermittelten Lebensmittel auch zum Erfolg führen.

Provokationstests

Häufiger werden Provokationstests zum Nachweis einer Typ-I-Reaktion an der Haut durchgeführt. Dabei werden mittels verschiedener Verfahren bestimmte Allergene auf die Haut aufgebracht bzw. oberflächlich in die Haut eingebracht. Man beobachtet dann die Hautreaktion, die nach ca. 20 Minuten (Soforttyp) oder bei möglichen Spätreaktionen auch nach 24 Stunden noch auftreten kann. Es stehen hierzu standardisierte Allergiemischungen zur Verfügung. Wie bereits erwähnt sind diese Tests bei Lebensmittelunverträglichkeiten jedoch selten positiv, da Lebensmittel viel eher über IgG reagieren.

Zum Nachweis von Kontaktallergien (Spätreaktion vom Typ IV) werden die fraglichen Allergene auf die Haut, meist am Rücken, aufgetragen. Reaktionen treten erwartungsgemäß zu einem späteren Zeitpunkt, also erst nach zwei bis drei Tagen oder noch später, auf.

Eine Provokation mit den Allergenen kann auch am Auge oder über die Nase als inhalative Provokation durchgeführt werden. Beide Tests sind leicht durchzuführen, mitunter jedoch unangenehm, weil entsprechende klinische Reaktionen als Beweis für das Vorliegen einer Allergie auftreten können. Alle Provokationstests können zu akuten Reaktionen im Sinne einer Anaphylaxie führen, weshalb vorher entsprechende Vorsichtsmaßnahmen für Notfälle getroffen werden müssen.

Neben diesen Testverfahren zur Verifizierung einer Allergie von Typ I bis Typ IV gibt es einige Verfahren, welche sich auch in der Routinediagnostik bei gezielten Fragestellungen bewährt haben.

Lymphozytentransformationstest (LTT)
Dies ist ein spezieller Test zur Feststellung des immunologischen Status von Lymphozyten (speziellen Abwehrzellen des Blutes) in Bezug auf spezifische Antigene. Somit lässt sich eine Differenzierung der immunologischen Reaktion auf bestimmte Allergene durchführen. Hauptindikation für solche Tests sind zum Beispiel eine Unverträglichkeit gegenüber Zahnmaterialien, der Nachweis bestimmter Erreger wie Borrelien, jedoch nur selten eine Lebensmittelunverträglichkeit. Nachdem es sich um einen Bluttest handelt, der im Labor durchgeführt wird, ist er – im Gegensatz zu diversen Hauttests – mit keinerlei Belastung für den Patienten verbunden. Aufwand und Kosten werden aber durch die eindeutigen Ergebnisse gerechtfertigt.

Histaminrelease-Test
Bei diesem wird die Freisetzung von Histamin aus den Leukozyten durch ein Allergen gemessen. Die Untersuchung zeigt nicht immer Übereinstimmung mit anderen Tests, ist kostspielig und nicht einfach in der Durchführung. Der Test eignet sich nicht zur Routinediagnostik und bleibt den Allergologen mit klarer Indikationsstellung vorbehalten.

Erweiterte Allergiediagnostik

Man erkennt also bei aller Wertschätzung der verschiedenen Tests, dass diese nicht immer den Durchbruch in der Allergiediagnostik bringen. Im Gegenteil: Die Experten sind sich einig, dass eine genaue Anamnese sowie exakte Fragestellung die Grundlage, die Tests selbst aber nur eine Hilfestellung bei der Diagnosefindung sind.

Sinnvoll ist deshalb eine ganzheitliche Betrachtung, für die es erweiterte diagnostische Maßnahmen braucht. Dazu gehören:

- Diagnostik nach Dr. F. X. Mayr
- Diagnostik mittels Funktioneller Myodiagnostik
- ergänzende Laboruntersuchungen

Diagnostik allergischer Erkrankungen nach Dr. F. X. Mayr

Der österreichische Arzt Dr. Franz Xaver Mayr entwickelte sein Diagnose- und Therapiesystem zu Anfang des letzten Jahrhunderts. Kritiker könnten nun behaupten, dass es in der heutigen Medizin schon als „uralt" bezeichnet werden kann. Tatsächlich aber hat es an Aktualität nichts eingebüßt.

Mayr stieß bereits während seines Medizinstudiums auf die Frage nach einem gesunden Verdauungsapparat:

- Woran erkennt man das Gesunde?
- Wo geht das Gesunde ins Krankhafte über?
- Was sind die Kriterien eines gesunden Verdauungsapparates im Speziellen und eines gesunden Menschen im Gesamten?

Eigentlich alles logische Fragen, auf die er weder als Student der Medizin, noch später als praktizierender Arzt ausreichende Antworten erhalten hatte.

Mayr widmete in weiterer Folge seine medizinische Tätigkeit diesen Fragen und damit der Erforschung der Funktionen des Verdauungsapparates. Im Zuge dessen behandelte Mayr all seine Patienten auch dahingehend, als ob ihr Verdauungsapparat nicht in Ordnung wäre – egal, ob sie diesbezüglich Beschwerden angegeben hatten oder nicht. Er legitimierte dies mit der fehlenden oder mangelhaften Kenntnis obiger Kriterien eines gesunden Verdauungsapparates. Denn auch bei jenen Patienten, welche sich selbst als verdauungsgesund gefühlt bzw. bezeichnet hatten, stellte sich heraus, dass sie Abweichungen vom Zustand der idealen Gesundheit aufwiesen und somit als belastet bzw. verschlackt bezeichnet werden konnten. Mayr ließ seine Patienten nämlich auf die unterschiedlichsten Weisen fasten, reinigte gleichzeitig deren Verdauungsapparat und achtete auf ihre Esskultur. Dabei zeigten sich zunächst völlig unerwartete, späterhin aber exakt vorhersagbare Ergebnisse.

Durch die verbesserte Funktion des Verdauungsapparates verschwanden nicht nur Beschwerden diesen betreffend, sondern auch jene Beschwerden, welche bei oberflächlicher Betrachtung nichts mit ihm zu tun hatten. Darunter fielen Herz-Kreislauf-Erkrankungen, Lungen- oder Nierenleiden und vieles mehr. Die gesundheitlichen Besserungen folgten dabei stets bestimmten Gesetzmäßigkeiten – bis hin zum Zustand idealer Gesundheit.

Indem Mayr diese Gesetzmäßigkeiten erkannte, entwickelte er ein Bild eines „ideal gesunden" Menschen. Wie bei einem Puzzle fügte er alle erhobenen Diagnosemerkmale von „ideal gesunden" Organen zu einem Bild bzw. einer Idee zusammen. Mayr selbst erkannte und betonte, er habe nie an einer Person alle Zeichen idealer Gesundheit zugleich gefunden. Doch ist damit etwas völlig Neuartiges in der Medizin entstanden: **ein nachvollziehbares und definiertes Idealbild eines gesunden Menschen** – im Gegensatz zu Normalbefunden und Laborwerten, wie wir es bis heute gewohnt sind.

Abweichung vom Idealbild

In der Diagnostik nach Mayr lässt sich feststellen, wie sehr eine Person im Moment vom Idealbild eines gesunden Menschen abweicht – in welcher Hinsicht mehr und in welcher weniger. Somit lassen sich bereits vor der Manifestation von Erkrankungen bestimmte Tendenzen feststellen. Noch bevor die Werte aus dem Labor und von Ultraschalluntersuchungen oder anderen modernen Verfahren Abweichungen zeigen, lassen sich Belastungen objektivieren. Im weiteren Verlauf der Behandlung lässt sich schließlich erkennen, ob der eingeschlagene Weg in Richtung Gesundung – also hin zum Idealzustand – verläuft oder nicht.

Damit entwickelte Mayr auch eine Diagnostik der Gesundheit. – Wie erfrischend ist diese Tatsache, wo es doch sonst in der Medizin immer nur um Krankheit geht! Und wenn Gesundheit nicht nur das Fehlen von Krankheit ist, sondern eine eigenständige, in uns befindliche Kraft, so gilt es, diese nicht nur zu erhalten, sondern auch zu fördern. Vitalität und Lebensfreude stehen daher als Ziel des Gesundungsprozesses. Die ideale Gesundheit ist ein Zustand, an dem es nichts mehr zu verbessern gibt. Alle Organe bzw. Organsysteme arbeiten zweckmäßig mit einem Maximum an Effektivität und Leistung – und das bei einem Minimum an Aufwand. Diese ökonomische Betrachtungsweise zeichnet Mayrs Verständnis von Gesundheit aus.

Eine ökonomische Funktion des Körpers setzt ideale Bedingungen betreffend Form, Größe, Lage und Tonus (Spannkraft) der Gewebe und damit der Organe voraus. Diese Kennzeichen einer optimalen Form und Funktion sind Kriterien für die Diagnostik nach Mayr. Sie ist in erster Linie ein Erkennen mit unseren fünf Sinnen. Das bedeutet nicht, auf moderne Diagnosemöglichkeiten zu verzichten, sondern bereits zu Beginn hinzuschauen, „hinzuspüren", manuell zu untersuchen, die Qualität lebendiger Systeme zu erfahren, diese zu interpretieren und danach zu handeln.

Mayr beschränkte sich aber natürlich nicht auf den Verdauungsapparat, sondern beschrieb Zeichen der Gesundheit für den gesamten Organismus. Der entsprechend ausgebildete Mayr-Arzt wird also am Anfang all diese Kriterien untersuchen, bevor er die Diagnose stellt. Es wäre zu viel, sie hier detailliert darzustellen, weshalb wir uns im Rahmen dieses Buches nur auf einige – bei allergischen Erkrankungen wichtige – Details beschränken. Falls Sie mehr zu diesem Thema erfahren möchten, finden Sie weiterführende Informationen in unserem Buch "Moderne Mayr-Medizin & das VIVAMAYR-Prinzip" (siehe Literaturverzeichnis).

Bauchveränderungen bei Allergien

Ein gesunder Bauch lässt sich über seine Form und Größe definieren, vor allem aber auch über den Tonus, also die Spannkraft der Organe und des Gewebes insgesamt.

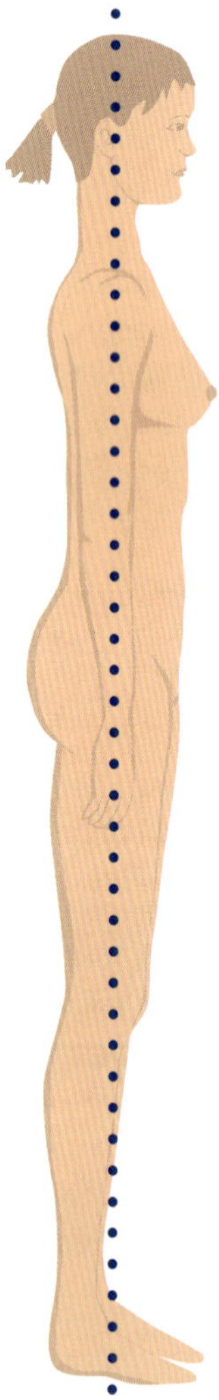

Idealhaltung

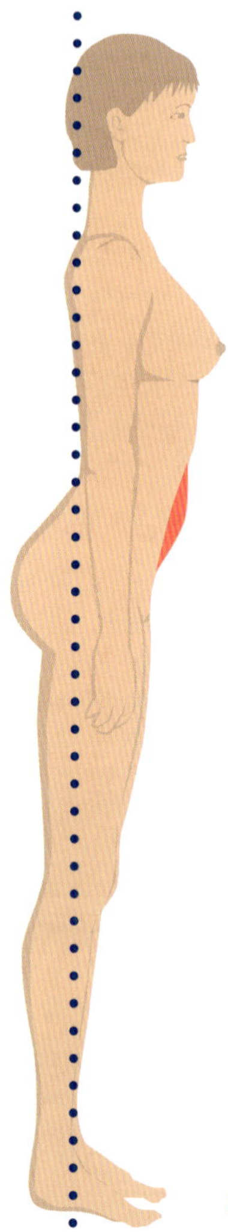

Entenhaltung

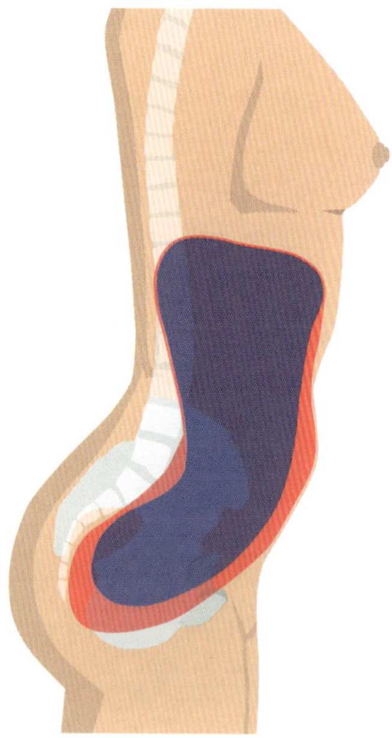

entzündlicher Kotbauch

Größenabweichungen ergeben sich durch einen vermehrten Platzbedarf einzelner Organe des Verdauungsapparates. Dabei gewinnt aber nicht nur der Bauch in seiner Gesamtheit an Größe; auch die Haltung der Person verändert sich dementsprechend. Bei einer Allergie entwickelt sich typischerweise ein **entzündlicher Kotbauch mit einer Entenhaltung** (siehe Abbildung links). Dieser entsteht durch Fäulnisvorgänge vorwiegend im Dünndarm, und zwar durch mangelhafte Verdauung von eiweißhaltigen Lebensmitteln wie beispielsweise Fleisch, Fisch oder Hülsenfrüchten. Kennzeichen ist ein „Spitzbauch", der durch die Entzündung vor allem in der Nabelgegend als harter Widerstand imponiert und seine Form bei einem Lagewechsel nicht verändert. Die Entenhaltung, die sich auch durch eine gesäßbetonte Gangart bemerkbar macht, kommt zustande, weil das Becken kompensatorisch deutlich nach rückwärts verlagert und die Brustwirbelsäule durchgestreckt wird. Durch diese Verlagerung steht dem entzündlichen Darm mehr Platz im Bauchraum zur Verfügung und die inneren Sexualorgane werden weniger belastet.

Neben der Größe des Bauches ist auch der **Spannungszustand – der Tonus** – ein Beurteilungskriterium. Ein ideal gesunder Bauch ist weich, elastisch und lässt sich gut und schmerzfrei untersuchen. Einzelne Organe können während der Untersuchung kurzfristig in ihrer Lage verändert werden, kehren aber rasch wieder an ihren Platz zurück. Gleiches erfolgt immer durch die Atmung. Theoretisch kann man den Bauch soweit durchdringen, dass an dessen Rückseite die Wirbelseite gefühlt werden kann. Diese Spannkraft hält die Organe an ihrem Platz und ist für deren optimale Funktion mitverantwortlich.

Gerade dieser Tonus wird nun bei allergischen Krankheiten verändert. Eingangs wurde davon gesprochen, dass die Allergie eine überschießende Reaktion darstellt. Selye spricht von einer anfänglichen Alarm- und später erhöhten Adaptationsreaktion. Mayr nennt dieses Stadium **Exzitation:** Es bedeutet einen erhöhten Tonus der Gewebe, eine Art Reizzustand im Organismus. Nachdem der Verdauungsapparat zum großen Teil aus Muskeln besteht, wird die Symptomatik von deren Veränderungen beherrscht. Der Bauch wird fest und reagiert zum Teil hart, mitunter auch spastisch bzw. krampfartig. Anfänglich passiert dies nur nach der Allergenzufuhr. Später jedoch bleibt der Organismus – sofern die Reizung öfter erfolgt – fast konstant in dieser Anspannungssituation. Die Beschwerden können von kolikartigen Schmerzen bis hin zur spastischen Obstipation (Verstopfung) reichen.

Ein weiteres Kriterium sind **Beweglichkeit** bzw. Verschieblichkeit der einzelnen Organe insgesamt und untereinander. Kommt es wie bei der Allergie zu einer Entzün-

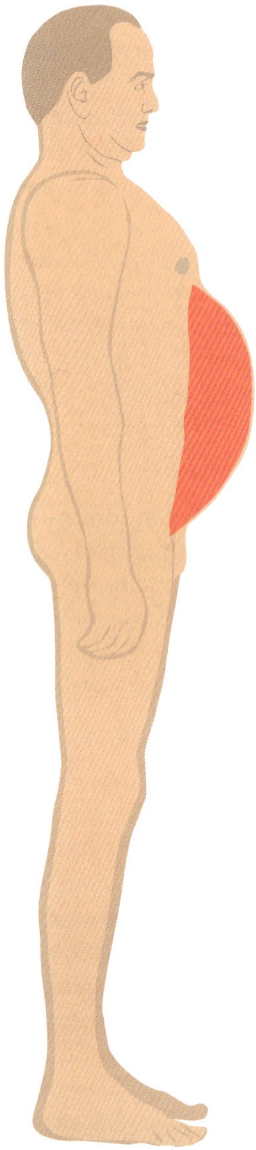

Großtrommelträger-haltung: kugelförmiger Gas-Kot-Bauch

dung, die durch Mediatorsubstanzen ausgelöst wird, so wird die atemabhängige Verschieblichkeit der Bauchorgane durch die Entzündung reduziert bzw. aufgehoben. Damit fällt aber auch die durch die Zwerchfellbewegung initiierte Druckänderung als Motor für die Peristaltik und Blut- und Lymphzirkulation weg und Stauungen werden begünstigt. In Verbindung mit der entzündlichen Reaktion zeigt sich dies in einem Fortleiten der Druckwelle der Bauchaorta (große Bauchschlagader) unterhalb der Bauchdecke. Ist also eine pulsierende Aorta an der Bauchdecke spür- bzw. sogar sichtbar, spricht dies für einen **Reizzustand der Bauchlymphe**, einer Stauung und damit einer immunologischen Belastung.

Die Stauung der Radix, des Dünndarms, wurde bereits auf Seite 45 beschrieben.

Eine bestehende Dysbiose ist durch Gärung und/oder Fäulnis charakterisiert. **Gärung** ist mit Bildung von Alkohol, Säure und Gas verbunden. Diese Gasbildung führt zu einem geblähten Bauch, im Extremfall zu einem **stark gespannten Trommelbauch**, der durch eine ei- bis kugelförmige Vorwölbung des Oberbauches und eine dadurch erzwungene muskuläre Kompensation der gesamten Wirbelsäule charakterisiert ist. Fäulnis sorgt für die Vorwölbung der unteren Bauchregion. Viele Patienten berichten davon, nach jeder Mahlzeit stark gebläht zu sein – oder nur nach bestimmten Speisen, was wiederum ein Hinweis auf eine Lebensmittelintoleranz ist. Bei vielen ist die Blähung so stark, dass der Gürtel nach dem Essen geöffnet werden muss (allerdings nicht wegen der zugeführten Menge!). Auch bei einer **Fäulnis** ist die Gasbildung zwar vorhanden, aber nicht so stark ausgeprägt. Dafür verbreiten ausgestoßene Schwefelverbindungen der Fäulnis oft üble Gerüche.

Gehen wir davon aus, dass im Zuge der intestinalen Autointoxikation viele Toxine im Organismus verteilt werden, finden sich weiters eine Reihe von sogenannten Fernsymptomen. Diese wurden von Mayr unter „humoraldiagnostische Zeichen“ zusammengefasst. Beispiele hierfür sind Farbe und Spannkraft der Haut, erweiterte Hautgefäße (auch als Besenreiser bekannt), der Zustand von Nägel, Haut, Augen und vieles mehr.

Diagnostische Details nach Mayr bei Allergien sind demnach:

entzündlicher Kotbauch
Radixödem
spastische Darmabschnitte
Dysbiose
Selbstvergiftung aus dem Darm (intestinale Autointoxikation) mit Fernsymptomen

Festzuhalten ist, dass in der Mayr'schen Diagnostik zwar die Vermutung einer allergischen Belastung angestellt werden kann, aber es ist nicht möglich, einzelne Allergene zu unterscheiden. Der Bauchbefund ist bei einer Lebensmittelintoleranz gleich wie bei einer pollenassoziierten Allergie oder Histaminintoleranz bzw. einer Fruktosemalabsorption. Hier ist eine weitere Differenzierung notwendig, wofür sich die Funktionelle Myodiagnostik bewährt hat. Für die Verlaufskontrolle und Beurteilung positiver wie negativer Reaktionen während der Therapie ist die Beobachtung im Sinne Mayrs jedoch wichtig. Sie gibt zu jedem Zeitpunkt Aufschluss über den aktuellen Gesundheitszustand des Patienten.

Funktionelle Myodiagnostik (FMD)

Die Funktionelle Myodiagnostik – im Folgenden FMD genannt – kommt aus dem Amerikanischen. Ihr Begründer George Goodheart Jr., DC, war Chiropraktiker. Aus dem manualmedizinischen Bereich kommend, erkannte er bald die Zusammenhänge von strukturellen Problemen mit inneren Organen, dem Stoffwechsel sowie dem Nährstoffangebot in Form von Mineralstoffen, Vitaminen und Spurenelementen. Selbstverständlich wird auch der emotionale Bereich integriert, sodass sich als umfassendes Denkmodell die sogenannte „Triad of Health“ ergibt.

Triad of Health

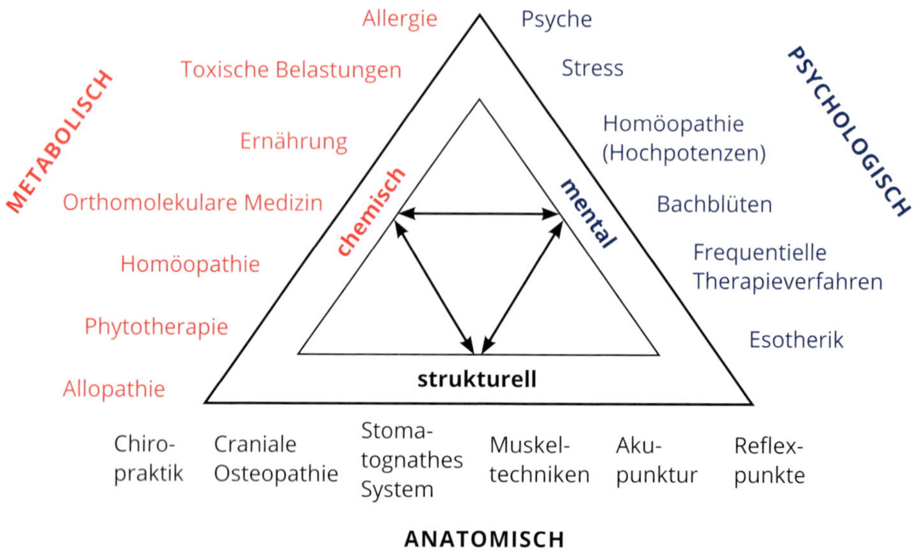

Die FMD ist in erster Linie eine diagnostische Methode, mit deren Hilfe die Reaktionslage lebender biologischer Systeme rasch und einfach überprüft werden kann. Als diagnostisches Kriterium dient hierbei der Muskeltest.

Entscheidend bei der FMD ist die Antwort des Systems auf zuvor gesetzte und klar definierte Reize, sichtbar und spürbar gemacht durch den Muskeltest.

Der Muskeltest als zentrale Informationsquelle

Um bei einer FMD verlässliche Ergebnisse zu bekommen, ist ein richtig durchgeführter Muskeltest die Voraussetzung: Man benötigt für jeden Muskel eine definierte Testposition entsprechend dem Verlauf und der Funktion desselben. Der Patient wird aufgefordert, den zu testenden Muskel mit maximaler Kraft und gegen den Widerstand des Untersuchers anzuspannen. Der Untersucher übt solange einen Gegendruck aus, bis er erkennt, dass der Patient an seinem individuellen Kraftmaximum angelangt ist.

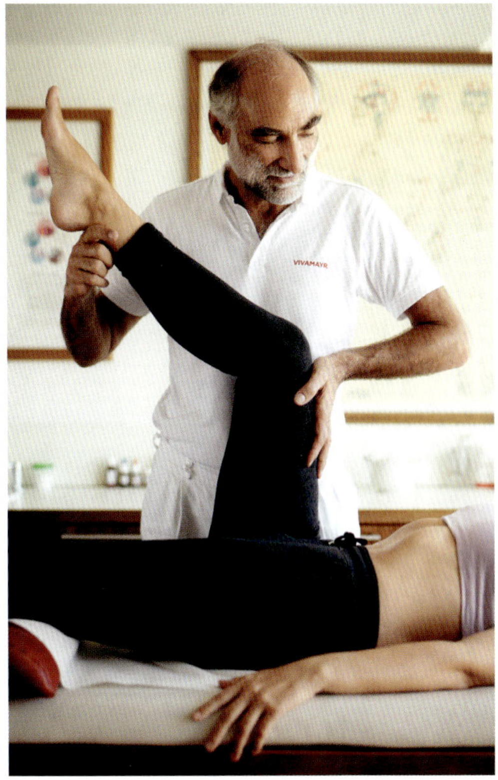

Muskeltest am M. rectus femoris – zum Dünndarm gehörend

Daraufhin erhöht der Untersucher seinen Druck und überprüft, ob der Patient dieser Kraftsteigerung standhält. Idealerweise wird er diesen Untersuchungsdruck problemlos tolerieren. Damit erhält man die Auskunft über eine „intakte neuromuskuläre Verknüpfung“. Wichtig dabei ist, dass man den Muskeltest nicht als Wettkampf sieht oder „es dem Patienten beweisen will“. Vielmehr geht es darum, das Kraftniveau des Patienten zu erfühlen und Testdruck und Testdauer so zu wählen, dass man ein exaktes und reproduzierbares Ergebnis erhält.

Der Muskeltest dauert nicht länger als zwei bis drei Sekunden. Auf diese Art wird nicht nur ein Muskel getestet, sondern das Regulationsverhalten bzw. die Stressadaptation des zu untersuchenden Menschen überprüft. Das Muskeltestergebnis gibt uns darüber Auskunft, wie der Patient auf von uns klar definierte Reize reagiert. Das kann zum Beispiel auch ein Allergen sein.

Welche Ergebnisse des Muskeltests sind möglich?

1. **Der biologisch richtig reagierende Muskel – normoreaktive Muskelreaktion**
   Der Muskel reagiert beim richtig durchgeführten Muskeltest stark, d. h., das System toleriert den zusätzlichen geringen Stress. Der Muskel lässt sich aber durch normalerweise sedierende Reize vorübergehend schwächen. Eine normoreaktive Muskelreaktion bedeutet, dass ein ausgeglichenes, zurzeit stabiles System vorliegt, das sowohl positive als auch negative Reize erkennt und darauf zu reagieren vermag.

2. **Der schwach reagierende Muskel – die hyporeaktive Muskelreaktion**
   Eine Muskeltestreaktion wird als „hyporeaktiv" bezeichnet, wenn der Patient den Muskel bei zusätzlichem Testdruck im oben erwähnten Muskeltest nicht mehr ausreichend kontrahieren kann.

3. **Der ständig starke Muskel – hyperreaktive Muskelreaktion**
   Dabei verhält sich der Muskel im Test immer stark, d. h., er reagiert auch nicht auf normalerweise schwächende Maßnahmen. Er ist damit zu stark.

Muskelreaktion bei allergischen Erkrankungen

Die drei möglichen Muskelreaktionen entsprechen im Wesentlichen dem phasenhaften Verlauf der Stressreaktion nach Selye. Wir überprüfen daher mit dem Muskeltest der FMD den Stresszustand sowie die individuelle Reaktion und Adaptation eines Patienten. Entsprechend der umfassenden Definition von Stress nach Selye, nach der Stress die Summe aller Adaptationsvorgänge und Reaktionen von Körper und Geist ist, mit denen ein Lebewesen auf seine Umwelt und die von innen und außen kommenden Anforderungen reagiert, können und müssen wir mit der FMD alle diese Einflussfaktoren überprüfen, wenn wir den Patienten wieder in eine normale Reaktionslage führen wollen. Mit der FMD können wir herausfinden, was dem Einzelnen gut tut und was hilfreich ist, zu einer normalen Reaktionslage zu kommen, aber auch Belastungen durch Lebensmittel oder andere Allergene feststellen.

Oft ist der Patient selbst über die Muskeltestreaktion verblüfft und fragt: „Was ist denn jetzt passiert?" Danach ist die Motivation des Patienten oft um ein Vielfaches höher, die entsprechende Arznei einzunehmen oder die empfohlene Maßnahme durchzuführen, nachdem er das Testergebnis selbst „verspürt" hat. Hierin liegt auch der enorme Vorteil der FMD: Der Patient merkt durch den Muskeltest sehr rasch selbst, wie er auf die verschiedenen Einflüsse reagiert. Er spürt die durch das Allergen ausgelöste Muskelschwäche und die stärkende und vielfach auch schmerzbefreiende Wirkung verschiedener Heilmittel. Dies ist auch für den behandelnden Arzt wichtig, weil auf diese Weise ein Großteil der Motivation, die notwendige Therapie durchzuführen, aus der Methode selbst bezogen wird.

Man kann sich anfänglich kaum vorstellen, dass sich eine derart einfache Untersuchung wie die FMD für unsere Fragestellung bei Allergien oder Intoleranzen bewährt. Goodhearts Intention war es, dem medizinisch ausgebildeten Fachmann eine zusätzliche Informationsquelle zur Diagnosestellung zu geben. Nachdem aber die Methode des Muskeltestens relativ einfach erlernbar und nicht invasiv ist, haben sich viele medizinische Laien dieser Methode bedient. Sie wurde zum Teil abgewandelt, erweitert, erneuert oder ähnliches, jedoch hat jegliche Veränderung in der Vorgehensweise der ursprünglichen Methode mehr geschadet als geholfen. Heute werden „Kinesiologie“ oder diverse Variationen dieses Verfahrens ebenso wie Psycho-Kinesiologie, Edu-Kinestetik und Physioenergetik von medizinischen Laien angeboten. Den Patienten wird die jeweilige Kinesiologie-Methode sowohl als naturheilkundliche, ganzheitsmedizinische Diagnosemöglichkeit, aber auch als Grundlage für Lebensberatung, als psychosomatische Behandlungsmethode zur Lernförderung bei verschiedenen schulischen Problemen oder als energetische Ganzheitsmethode meist in sogenannten Sitzungen verkauft. Trotz Fragwürdigkeiten hinsichtlich der Behandlungsansätze mancher „Kinesiologen“ sind diese oft verblüffend erfolgreich.

Doch gerade für unsere Fragestellungen bei Allergien und/oder Intoleranzen fehlt den Laienkinesiologen häufig die fachliche Qualifikation. Oft wird auch eine Seite der „Triad of Health“ – nämlich die emotionale – überbewertet, wodurch eine Verzerrung der Ergebnisse erfolgt. Wenn man mit der „Kinesiologie“ auch direkt kaum Schaden zufügen kann, erlebe ich doch immer wieder die Aussage: „Beim Kinesiologen war ich schon, aber ohne Erfolg!“

Bei der Anwendung jeder Methode, so auch der Funktionellen Myodiagnostik, sind die richtige Indikationsstellung sowie eine exakte Durchführung notwendig, um zu einem sinnvollen Ergebnis zu kommen. Für weitere Informationen hierzu wenden Sie sich bitte an die Internationale Ärztegesellschaft für Funktionelle Myodiagnostik (die Kontaktdaten finden Sie am Ende des Buches).

Wenn im Folgenden vom Muskeltest die Rede ist, so ist immer die Durchführung der FMD im ärztlichen Umfeld gemeint.

Die metabolische Komponente der „Triad of Health"

Bei der Untersuchung im Rahmen einer FMD kommt es immer auf die Veränderungen beim Muskeltest an. Dies bedeutet, dass wir bewusst einen Reiz auf das „System" Mensch ausüben, um zu überprüfen, wie dieses System reagiert - sichtbar und spürbar gemacht mittels Muskeltest. Wir sprechen dann von einer „Challenge", was so viel wie „Provokation" bzw. „Probebehandlung" bedeutet.

Die Reize können nun aus allen Bereichen der „Triad of Health" erfolgen, also strukturell/mechanisch, chemisch oder emotional sein. Für unsere Überlegungen im Hinblick auf eine Allergie ist die chemische Komponente entscheidend: Goodheart fand heraus, dass chemische Substanzen wie Arzneimittel, aber auch Mineralstoffe, Spurenelemente und Vitamine, augenblicklich zu Veränderungen beim Muskeltest führen können. Dies lässt sich auch auf Lebensmittel, verschiedene Allergene, Chemikalien etc. anwenden.

Vom Ergebnis des Muskeltests hängt es nun ab, ob eine Substanz als verträglich bzw. therapeutisch hilfreich oder als unverträglich eingestuft wird. Dabei besteht ein grundsätzlicher Unterschied, ob die Änderung der Muskelreaktion von normo- zu hyporeaktiv oder umgekehrt verläuft. Alles, was den Muskel schwächt oder in Stress versetzt, ihn also hyporeaktiv macht, wird als ungünstig, belastend, unverträglich etc. eingestuft. Denn wird ein zuvor starker Muskel durch eine stoffliche Substanz geschwächt, ist davon auszugehen, dass diese Substanz dem gesamten Organismus nicht guttut. Dies können Lebensmittel, Umweltnoxen, Schwermetalle, Medikamente oder vieles andere mehr sein.

Die Testreaktion ist daher die Grundlage zum Erkennen von Unverträglichkeiten bzw. Allergien. Entsprechend obiger Klassifikation (normo-, hypo- oder hyperreaktiv bzw. normal, schwach oder gestresst) wird jede Maßnahme, welche den Muskel in eine biologisch richtige Reaktionslage bringt (= normoreaktive Muskelreaktion) therapeutisch sinnvoll erscheinen.

Wird ein schwacher Muskel durch Gabe von verschiedenen Substanzen aus allen Bereichen der Medizin stärker, entspricht dies der erwarteten positiven Reaktion durch das entsprechende Heilmittel. Dadurch erkennen wir, ob das ausgewählte Homöopathikum, Vitamin, Spurenelement, Mineral, Phytotherapeutikum oder natürlich auch allopathische Medikament bei der entsprechenden Fragestellung auch wirklich einzusetzen ist.

Für die Fragestellung bei Allergien oder Intoleranzen ist weiters wichtig, dass die fraglichen Stoffe – Allergene – mit Kontakt zur Schleimhaut oder Haut getestet werden. Was bedeutet das? Lebensmittel müssen auf der Zunge getestet werden, flüchtige Substanzen können inhaliert, Cremen oder Salben auf die Haut aufgebracht werden. Auch Nahrungsergänzungsmittel wie Mineralstoffe, Spurenelemente und Vitamine werden auf der Zunge getestet. Nur so erlangt man größtmögliche Gewissheit beim Testergebnis. Alle anderen Testanordnungen wie etwa das Lebensmittel in der Hand zu halten, den Begriff zu formulieren oder an das Lebensmittel zu denken sind unzureichend und bergen große Fehlerquellen.

Noch ein wichtiger Hinweis: Der Muskeltest ersetzt nicht die medizinisch fundierte Einschätzung des Arztes. Es ist notwendig, dass dieser sich ein Bild von der verordneten Substanz macht, da letztlich die Auswahl derselben aufgrund der Kenntnisse und Erfahrungen des Arztes erfolgt.

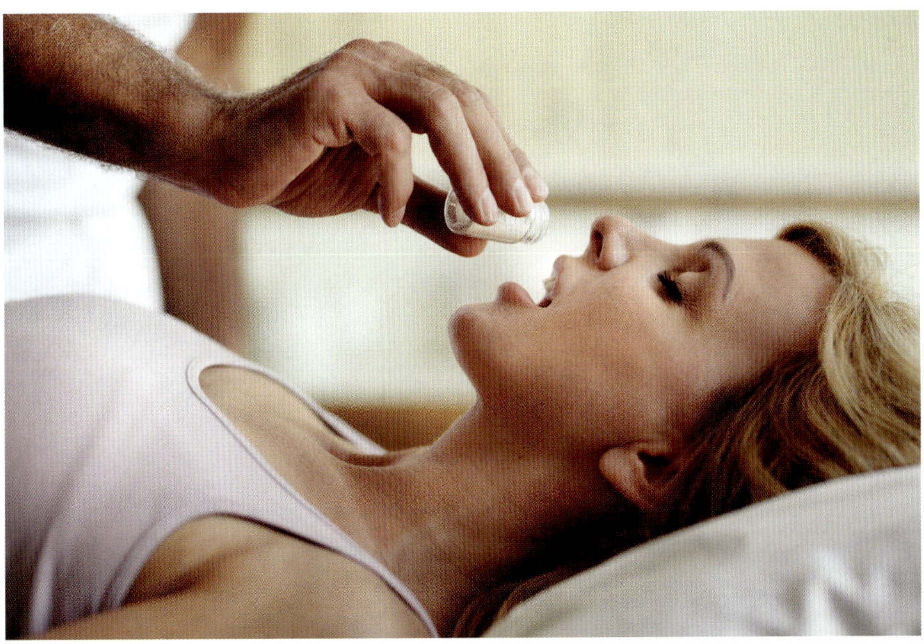

Muskeln und ihr Einfluss auf Organe und Meridiane

Die Erfahrung hat gezeigt, dass einzelne Muskeln auch Verbindung zu Organen und Meridiansystemen nach der chinesischen Medizin haben. Somit lassen sich über einzelne Muskelreaktionen ebenso Aussagen über diese Organsysteme treffen.

Muskelzuordnungen

Muskel	Organ	Erkrankung	Nährstoff
vorderer Oberschenkelmuskel (M. rectus femoris)	Dünndarm	Dysbiose, Allergie	Kalzium, Vitamin C
seitlicher Oberschenkelfaszien-spanner (M. tensor fasciae latae)	Dickdarm	Anämie	Eisen, Vitamin B12, Darmsymbionten
großer Brustmuskel – Brustbeinanteil (pectoralis sternalis)	Leber	Entgiftung	Vitamin A, Bitterstoffe
großer Brustmuskel – Schlüs-selbeinanteil (pectoralis clavicularis)	Magen	Säure-Basen-Haushalt	Zink, Basenpulver
Schneidermuskel (seitlicher Oberschenkelmuskel) (M. sartorius)	Nebenniere	hormonelle Regulation	Zink, Vitamin C, Vitamin B6
unterer Schulterblattmuskel (M. infraspinatus)	Thymus	Immunsystem	Zink, Kupfer, Vita-min A, Vitamin C

Diagnoseoptionen mittels FMD

Die Einsatzmöglichkeiten der FMD im medizinischen Bereich sind vielfältig. Für unsere Fragestellung ist Folgendes wichtig:

- Erkennen der Reaktionslage
- Feststellen der biochemischen Reaktion aufgrund einer Allergie oder Intoleranz
- Diagnose einer Dysbiose/Parasitose
- Test von Arzneien auf deren Verträglichkeit
- Überprüfung von orthomolekularen Substanzen
- Lebensmitteltest
- Materialtestung, z. B. für Zahnersatz
- Überprüfung der hormonellen Regulation
- Testung von Herden und Störfeldern

Reaktionslage als Stressmarker

In der Funktionellen Myodiagnostik finden wir häufig die Situation vor, dass ein Patient sein Regulationssystem völlig überfordert hat und er von Haus aus eine alle Muskeln betreffende Hyperreaktion (= Stressreaktion) aufweist. Wir bezeichnen das als „generalisierte Hyperreaktion". Entsprechend der Stressregulation nach Selye entspricht dies der Phase der erhöhten Adaptation. Gerade diese generalisierte Hyperreaktion ist beim Allergiker oft Ausdruck einer Regulationsstarre. Das bedeutet, dass durch die allergische Belastung keine adäquate Reaktion auf einfache Reize des Alltags mehr gegeben ist. Es kommt praktisch immer zu einer überschießenden Reaktion, auf die wir aber nicht mehr situationsgerecht reagieren.

Löst nun ein unverträgliches Lebensmittel eine augenblickliche Schwäche während der FMD aus, so ist dies nicht nur ein gradueller Unterschied, sondern gibt dies auch grundsätzliche Auskunft über die Regulationsfähigkeit des Organismus und die Priorität der getesteten Unverträglichkeit für den Betroffenen.

Allergie/Intoleranz

Anfänglich wird ein sogenanntes „Allergiescreening" durchgeführt. Dabei werden verschiedene Mediatorsubstanzen wie Histamin auf ihre Wirkung überprüft. Führt

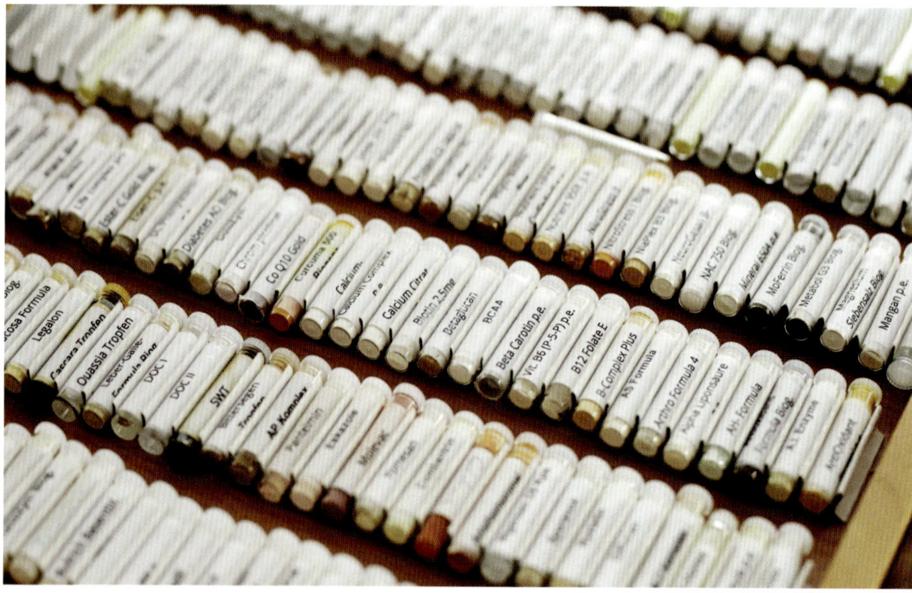

ein Kontakt mit ihnen zu einer Änderung im Muskeltestergebnis, ist von einer Allergie bzw. Intoleranz auszugehen. Erst im Anschluss daran erfolgt die Testung einzelner Allergene wie bestimmter Lebensmittel.

Dysbiose/Parasitose

Nahtlos kann hier zu den Fragen einer Dysbiose, Candidose und/oder parasitären Belastung des Verdauungsapparates und des Organismus übergeleitet werden. Die FMD ergänzt die feinsinnige Diagnostik nach Mayr dahingehend, dass wir mittels Mayr-Diagnostik zwar Auswirkungen einer Lebensmittelintoleranz, Allergie oder Dysbiose auf den Verdauungsapparat erkennen können, daraus aber nicht die genaue Ursache ableiten können. Hier hilft der Muskeltest entscheidend weiter, durch den umgehend eine Differenzierung der genannten Belastungen möglich wird. Vor allem kann sofort die Ursache und eine spezifisch wirksame Arznei gefunden werden.

Arzneimitteltestung

Nachdem gerade beim Allergiker bzw. beim chronisch Kranken eine Vielzahl von Problemen und Belastungen vorliegt, kommt der Gabe von gut zu testenden und damit individuell verträglichen Arzneien eine besondere Rolle zu. Man wird rasch bemerken, dass viele herkömmliche (allopathische) Arzneien zwar sinnvolle Wirkstoffe enthalten, jedoch aufgrund vieler – nicht näher deklarierter – Füllstoffe und Bindemittel beim Muskeltest letztlich zu einer Schwächung führen und daher konsequenterweise nicht verordnet werden können. Die Identifizierung allergisierender bzw. bestehende Allergien verstärkender Arzneien ist somit rasch und leicht mittels FMD möglich.

Dadurch, dass beim Testen die fragliche(n) Substanz(en) immer in Kontakt mit der (Schleim)Haut des Patienten gebracht wird bzw. werden, ist diese Methode wesentlich sensibler als die meisten herkömmlichen Verfahren. Gleichzeitig liegt aber im Nichtbeachten dieser Notwendigkeit eine mögliche Fehlerquelle im Hinblick auf ein falsches Testergebnis: Substanzen nur in der Hand getestet oder in ihrer Verpackung berührt müssen nicht zum richtigen Testergebnis führen!

Orthomolekulare Substanzen

Im Bereich der orthomolekularen Medizin verwendet man körpereigene Substanzen sowohl zur Prävention als auch zur Therapie. Die dabei verwendeten Mineralstoffe, Spurenelemente, Enzyme, Proteine, Vitamine, Aminosäuren und so weiter, welche in zum Teil hohen Dosen verabreicht werden, sollten aus obigen Überlegungen möglichst als Reinsubstanzen verabreicht werden. Der Vorteil, den die FMD nun bietet, ist die rasche Überprüfung der Reaktion des Patienten auf die orthomolekulare Substanz, welche therapeutisch verabreicht werden soll. Auch die Fragen eines möglichen Antagonismus, also des entgegengesetzten Wirkens und dadurch Auslöschens einer therapeutischen Reaktion zum Beispiel im Mineralhaushalt (Zink – Kupfer; Eisen – Kupfer; Kalzium – Magnesium) können rasch in die therapeutischen Überlegungen miteinbezogen werden. Zudem ist eine kurzfristige und effektive Anpassung der Therapie an die augenblicklichen Erfordernisse möglich. Welche orthomolekularen Substanzen im Einzelnen in Frage kommen, wird später ab Seite 148 noch ausführlich besprochen.

Lebensmitteltestung

Diese ist ein wesentlicher Bestandteil der FMD. Wurde eine Allergie bzw. Intoleranz oder Dysbiose erkannt, so ist als weitere Konsequenz immer ein Lebensmitteltest durchzuführen. Wichtige und häufig unverträgliche Lebensmittel sind Kuhmilchprodukte, Weizen bzw. Gluten, Milch- und Fruchtzucker sowie Hefe. Diese Lebensmittel sollten immer ins Visier genommen werden – gemeinsam mit entsprechenden Alternativen bei Unverträglichkeit. Für die Durchführung der Modernen Mayr-Therapie sind vor allem jene Lebensmittel zu überprüfen, mit welchen das therapeutische Vorgehen geplant ist. Neben der Testung der unverträglichen Lebensmittel ist das Ziel aber immer auch und vor allem, dem Patienten eine Reihe von gut verträglichen Alternativen zu nennen, damit er nicht den Eindruck gewinnt, überhaupt nichts mehr zu vertragen. Dies wäre demotivierend für die notwendige Therapie.

Materialtestung
Oft stellt sich auch die Frage nach der Verträglichkeit von Zahnersatzmaterialien. Die Überprüfung derselben ist zwar Domäne der zahnärztlichen Tätigkeit, da nur dieser die entsprechenden Erfordernisse richtig einschätzen kann. Häufig findet sich aber bei chronischen Belastungen wie Dysbiosen und Allergien schlechtes Zahnmaterial. In Zusammenarbeit mit dem Zahnarzt muss hier ein verträglicher Kompromiss gefunden werden.

Hormonelle Regulation
Im Bereich des hormonellen Systems ist die Kenntnis von biochemischen und molekularbiologischen Zusammenhängen Voraussetzung für die diagnostischen und therapeutischen Überlegungen. Auch hier bietet die FMD einen raschen Überblick über die funktionellen Zusammenhänge, was die hormonelle Regulation anbelangt. Eine über einen längeren Zeitraum bestehende Allergiesituation führt praktisch immer zur hormonellen Erschöpfung. Wie wir bereits erfahren haben, identifizierte Selye, der Begründer der Stressforschung, drei Organsysteme, welche bei Stress immer in Mitleidenschaft gezogen werden:

- Thymus → Immunsystem
- Magen → Säure-Basen-Haushalt
- Nebenniere → Hormonsystem

Mit der FMD gelingt es auch in diesen Fällen, zu einer optimalen Unterstützung der hormonellen Regulation im biologischen Sinn zu kommen. Bei länger bestehender Allergie ist vor allem die Nebenniere erschöpft. Entsprechend getestete Substanzen zur Anregung bringen oft den Durchbruch in der Therapie.

Herdbelastung

In der Medizin ist die Bedeutung von Herden bzw. einem Herdgeschehen mittlerweile weitgehend akzeptiert. Tatsache ist, dass es ein Störfeld geben kann – einen Gewebsbereich, der an der normalen Regulation des Gesamtorganismus nicht teilnimmt. Ob nun eine verdächtige Region (Narbe, Zahn) Störfeldcharakter hat, lässt sich nicht immer eindeutig beantworten. Mittels FMD erhalten wir durch die Therapielokalisation jedoch rasch und exakt Auskunft darüber, ob die verdächtige Region behandlungsbedürftig ist oder nicht. Mehr noch: Wir können auch überprüfen, welche therapeutische Maßnahme sinn- bzw. wirkungsvoll ist und wie lange der therapeutische Erfolg anhält, indem wir ein einmal gefundenes Störfeld in (un)regelmäßigen Abständen nachtesten. Störfelder stellen bereits unter gewöhnlichen Umständen eine Therapieblockade dar. Treten sie aber im Zusammenhang mit Allergien auf, ist deren Behandlung in besonderem Maße notwendig, um einen langfristigen Therapieerfolg zu garantieren.

Die FMD ist eine Methode, die den Arzt auf dem kürzesten Weg zur effektivsten Therapie führt und eine Selbstkontrolle ermöglicht.

Dabei ist klar, dass die FMD kein Ersatz für notwendige Laboruntersuchungen (Vollblut, Schwermetallmobilisation im Urin etc.) darstellt, sondern diese immer nur sinnvoll ergänzt bzw. bei der Auswahl der richtigen Labortests hilfreich ist.

Ergänzende Laboruntersuchungen

Als Ergänzung zu den bisherigen Untersuchungen können im Zuge von Labortests einzelne Parameter Hinweise auf eine Allergie bzw. Intoleranz geben. Hierzu zählen Enzymbestimmungen wie jene der Diaminoxidase als Maß für den Histaminabbau. Wesentlich ist vor allem auch die Bestimmung von Vitaminen, Mineralstoffen und Spurenelementen im Vollblut. Dies deshalb, weil wichtige Mineralstoffe in der Zelle in höheren Konzentrationen vorkommen als außerhalb. Hier ist vor allem Zink zu nennen, aber auch Kupfer, Vitamin B6 und Vitamin C sind wesentliche Parameter bei der Ermittlung einer Histaminintoleranz.

Alle Laboruntersuchungen sind ergänzende diagnostische Maßnahmen und werden in Einzelfällen vom behandelnden Arzt empfohlen bzw. durchgeführt.

BEHANDLUNG ALLERGISCHER ERKRANKUNGEN MIT DEM VIVAMAYR-PRINZIP

Herkömmliche therapeutische Empfehlungen umfassen eine Allergiekarenz, also die Vermeidung von Verhaltensweisen oder Kontakten mit Stoffen, die allergieauslösend sein können, sowie die symptomatische medikamentöse Therapie. Dabei werden häufig „Anti-Medikamente" – Antihistaminika bis hin zum Kortison – eingesetzt. Manchmal ist dies für die Behandlung in der Akutsituation auch notwendig. Auf lange Sicht gesehen ist allerdings das VIVAMAYR-Prinzip sinnvoller, um das Regenerationsvermögen wiederherzustellen bzw. den Gesundheitszustand aktiv zu verbessern und langfristig zu erhalten.

Das VIVAMAYR-Prinzip verbindet die innovative Diagnostik nach Mayr mit der Funktionellen Myodiagnostik und der Orthomolekularen Medizin (siehe S. 122) für eine ganzheitliche „Diagnostik der Gesundheit".

Es ist wichtig, dass eine Therapie möglichst ursächlich angreift. Gerade bei einer Allergie zeigen sich viele unmittelbare Zusammenhänge mit dem Verdauungsapparat, sodass es wichtig sein wird, das Ernährungsverhalten der Betroffenen grundsätzlich zu ändern. Die Therapie nach F. X. Mayr ist hierbei der Beginn.

Die Moderne Mayr-Therapie ist eine gezielte therapeutische Einflussnahme für einen bestimmten Zeitraum, deren Dauer und Intensität an die krankheitsbedingten Erfordernisse angepasst wird. Dabei werden die Prinzipien von Schonung, Säuberung, Schulung und Substitution individuell angewendet (siehe S. 104 ff.), wodurch alle Organfunktionen verbessert und die Lebensqualität der Patienten gesteigert werden.

Konsequenz zahlt sich aus

Moderne Mayr-Therapie braucht Zeit. Als naturgemäße Therapie kann sie nicht mit den sonst üblichen „Turbo-Erwartungen" unserer schnelllebigen Zeit mithalten. Es bedeutet, alte Gewohnheiten durch neue zu ersetzen und die Esskultur wieder zu erlernen und zu pflegen. Es braucht Zeit, das vegetative Nervensystem neu zu programmieren. Meist ist es nicht damit getan, einmal eine Moderne Mayr-Therapie durchzuführen; vielmehr geht es darum, die VIVAMAYR-Prinzipien zu erkennen und in den Alltag zu integrieren. Ein sinnvoller Zeitraum für die Durchführung der Therapie ist drei bis vier Wochen. Alle kürzeren Therapien sind zwar möglich und wichtige Maßnahmen, eine umfassende Regeneration kann dadurch aber nicht erwartet werden. Wir werden bei den Strategien für die Durchführung der Modernen Mayr-Medizin nochmals auf diesen Punkt zu sprechen kommen.

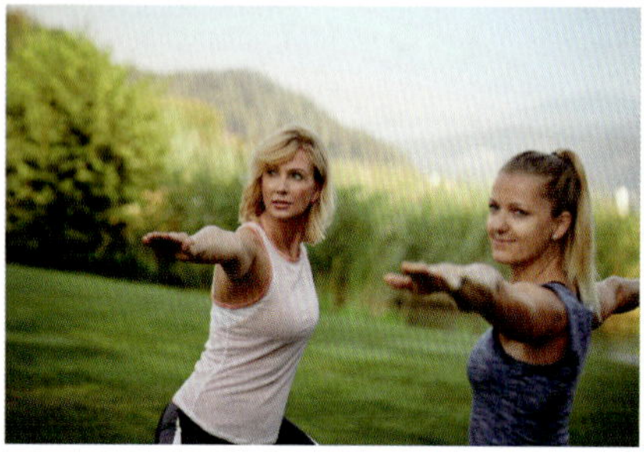

Moderne Mayr-Therapie ist auch das Beachten von Rhythmen, im Kleinen wie im Großen. Alles im Leben ist Bewegung und damit Rhythmik. Wir benötigen diesen Rhythmus für die Regeneration: Der Tag-Nacht-Rhythmus, Wochen- und auch Jahresrhythmus sind bestimmend für die Organuhr. Die Rhythmik hält das Wunder Mensch in Schwung. Aktivität wechselt mit Erholung. Beides existiert nebeneinander. Überfordern wir uns einmal, haben wir eine Reihe von Kompensationsmechanismen, die das ausgleichen – aber nicht endlos. Überforderung reduziert immer Mineralstoffe, Spurenelemente und Vitamine. Als Konsequenz daraus ergibt sich die Notwendigkeit von regelmäßigen Regenerationsphasen im Sinne des VIVAMAYR-Prinzips.

Die Moderne Mayr-Therapie ist nicht nur eine körperliche Reinigung, sondern auch ein geistig-seelischer Prozess. Sie verzichten freiwillig und reduzieren bewusst Menge und Art der Lebensmittel. Diese Freiwilligkeit ist entscheidend für die Durchführung und den Erfolg. Ist diese nicht gegeben, wird die Therapie scheitern. Als Mayr-Ärzte werden wir informieren, führen und motivieren, sich darauf einzulassen, aber nicht zur Therapie überreden oder sie ex cathedra verordnen.

Wer eine Moderne Mayr-Therapie nicht freiwillig durchführt, wird nicht gesünder, sondern immer kränker.

Bei der Fruktosemalabsorption beispielsweise haben wir erkannt, dass die zugrundeliegenden biochemischen Abläufe zu psychischen Beeinflussungen führen. Dies gilt im übertragenen Sinn für viele Situationen der intestinalen Autointoxikation. Wer aber bereit ist, sich auf diese emotional-geistige Reinigung einzulassen, wird Wege und Möglichkeiten erfahren, an die er zuvor gar nicht gedacht hätte. Zwar müssen viele Steine in Form von emotionalen Krisen aus dem Weg geräumt werden. Doch danach wird der Kopf klarer und frei im Denken, die Kreativität kehrt zurück, die Stimmung wird stabil, das Zu-sich-finden wird erleichtert und gefördert.

Gerade die Allergie hat etwas mit „Grenzen" und mit deren Umgang zu tun. Sei es der Darm als Grenze zwischen Innen- und Außenwelt, sie es die Lunge oder die Haut: In jedem Fall sind die persönlichen Grenzflächen betroffen. Rudolf Steiner, Begründer der Anthroposophie, formulierte einmal: „Der Allergiker zerfließt in seiner Umwelt." Manchmal kann das Ansprechen dieser Problematik zu einer entscheidenden Verbesserung des Beschwerdebildes führen.

Die Moderne Mayr-Therapie wird vom Patienten erbracht!

Der Patient kann nicht zum Arzt sagen: "Ich bin krank, mach mich gesund!" Auch der beste Arzt kann den Patienten nicht heilen – im Gegenteil: Gerade der Mayr-Arzt ist Begleiter („Bergführer", wie es Mayr selbst einmal treffend formulierte) auf dem Weg nach oben, auf den Berg der Gesundheit. Und wenn die Gesundheit tatsächlich, wie eingangs erwähnt, eine eigenständige Kraft ist, so werden wir als Mayr-Ärzte diese Kraft mit allen Mitteln fördern, freilegen und nützen, sodass der Patient sich selbst gesünder machen kann. Dies bedeutet auch, dass wir den Patienten als Partner sehen müssen, den es gilt, langfristig in seine Eigenverantwortlichkeit zu entlassen. Er muss Verantwortung für sein körperliches, aber auch für seine emotional-geistige Genesung übernehmen.

Die Kenntnis dieser grundlegenden Überlegungen ist wichtig, will man die im Nachfolgenden beschriebene praktische Durchführung nicht nur als mechanistische Therapie, sondern tatsächlich als Beginn einer Neuorientierung der Ernährungs- und Lebensweise sehen.

Die Prinzipien der Modernen Mayr-Therapie: Schonung – Säuberung – Schulung – Substitution

Als Moderne Mayr-Therapie bezeichnet man jene Behandlung, bei der die folgenden vier therapeutischen Prinzipien entsprechend den davor erhobenen diagnostischen Parametern individuell abgestuft, ausreichend lange und zugleich angewendet werden: Schonung, Säuberung, Schulung und Substitution. (Nähere Informationen dazu erhalten Sie auch in unserem Buch „Moderne Mayr-Medizin & das VIVAMAYR-Prinzip")

Schonung

Die Schonung ist eines der ältesten Heilprinzipien in der Natur und Medizin überhaupt. Ein erkranktes Tier reduziert oder stellt die Nahrungszufuhr vorübergehend gänzlich ein und zieht sich zurück. Im Falle einer fieberhaften Erkrankung wird Bettruhe empfohlen; bei Verletzungen entsprechende Schonung. Ist das Bein einmal gebrochen, wird die Heilung in Ruhe durch Schiene oder Gips ermöglicht. Den Verdauungsapparat können wir weder schienen noch gipsen. Die Schonung des Verdauungsapparates erfolgt durch Reduktion der Zufuhr von Lebensmitteln sowie der richtigen Esskultur = Schonung. Und natürlich liegt die Schonung bei allergischen Erkrankungen auch und gerade im Weglassen des unverträglichen Lebensmittels.

Entsprechend den diagnostischen Kriterien und der Freiwilligkeit des Patienten ist die Schonung in individuell unterschiedlicher Intensität durchzuführen. Als Optionen stehen Teefasten, eine Intensivdiät, die Milde Ableitungsdiät nach Rauch/Mayr sowie individuell angepasste Sonderformen zur Verfügung.

Hierbei ist nicht eine Intensität besser als die andere oder gar eine die beste. Es gilt, die für die momentane Situation beste Möglichkeit für die betroffene Person auszuwählen. Je intensiver die Therapie durchgeführt wird, desto mehr muss darauf geachtet werden, den Patienten nicht zu überfordern. In den letzten Jahren hat die Bedeutung milder Therapieformen zugenommen. Dies auch deshalb, weil die Regenerationskraft des Menschen aus unterschiedlichsten Gründen nachgelassen hat. Daher ist es oft günstiger, ein etwas milderes, dafür aber länger durchführbares Therapieregime zu wählen.

Eine Schonung erfolgt nicht zuletzt über die Auswahl und Zubereitung der Lebensmittel zur Durchführung der Modernen Mayr-Therapie. Dabei werden für einen bestimmten Zeitraum nur jene Lebensmittel zugeführt, die ein Minimum an Verdauungsleistung erfordern. Da richtiges Kauen und Einspeicheln wichtig ist, benötigen wir auch einen sogenannten „Kautrainer" zur Schulung der Esskultur, welcher ebenfalls den Prinzipien der Schonung entsprechen muss. Bei der VIVAMAYR-Therapie wird die als Kautrainer eingesetzte Dinkelflade für Allergiker mit entsprechend verträglichem Getreide wie Buchweizen, Hirse, Amarant oder auch eine Sojaflade hergestellt. Auch bei der Milden Ableitungsdiät wird bei der Auswahl und Zubereitung der Lebensmittel auf leichte Bekömmlichkeit geachtet. Natürlich ist hier die Schonung nicht mehr so intensiv, aber gemessen am Alltag und der Notwendigkeit einer milden Therapieform ist dies für viele Patienten gerade der richtige Weg.

Rotation statt Monotonie bei Allergien

Im Zuge der Schonung ist auch eine gewisse Monotonie notwendig. Diese ist grundsätzlich ein wichtiger Heilfaktor. Sie ist bei intensivsten Formen wie dem Tee- oder Wasserfasten insofern gegeben, als nur Flüssigkeit zugeführt wird. Später werden zum Zwecke der Monotonie immer die gleichen Lebensmittel verabreicht. Selbst die Milde Ableitungsdiät stellt eine gewisse Monotonie dar, vergleicht man Auswahl und Zubereitung der Lebensmittel mit dem Durcheinander üblicher Alltagskost.

Gerade bei allergischen Erkrankungen muss jedoch das Prinzip der Monotonie oft durch jenes der Rotation ersetzt werden. Wird nämlich gerade am Anfang einer Behandlung bei noch bestehender Entzündung des Darms, einem Leaky Gut und einer intestinalen Autointoxikation immerzu das Gleiche gegessen, so kommt es relativ leicht und rasch zur Entwicklung einer Unverträglichkeit gegenüber dem bislang gut verträglichen Lebensmittel. Dies deshalb, weil die Regeneration des Darms in seiner Gesamtheit nicht so schnell erfolgt, wie wir es uns wünschen würden. Regeneration braucht Zeit. Daher ist es gerade am Anfang besser, die Lebensmittel zu rotieren, also der Reihe nach abzuwechseln, damit nicht eine neue Unverträglichkeit auftritt. Sollte allerdings Tee- bzw. Wasserfasten möglich sein, so ist natürlich keine Rotation notwendig, da ja auch keine Lebensmittel zugeführt werden.

Schonung im Alltag

Wir müssen das Prinzip von Schonung umfassend und nicht nur auf den Verdauungsapparat bezogen sehen. Gehen wir davon aus, dass viele Menschen enorme Stressbelastungen haben, so gilt es, alles dafür zu tun, damit sie zur Ruhe kommen können. Selye beschreibt Ruhe – Erholung und Entspannung – als wichtigste Maßnahme bei Stress. Hier wiederum ist es einerlei, woher die Belastungen kommen; ob es berufliche oder private Sorgen sind, chemische Belastungen durch eine Allergie, Mineralstoffdefizite oder strukturelle, z. B. durch einen Fehlbiss. Einerseits muss beim Essen alles vermieden werden, was die Verdauungsleistung reduziert – Zeitunglesen, Radiohören, Fernsehen, Telefonieren, Handys, Arbeiten am PC oder auch nur der Verbleib am Arbeitsplatz während des Essens, wodurch man nicht richtig abschalten kann. All dies hat Einfluss auf die Verdauungsleistung.

Schonung heißt auch bewusstes Abschalten und Fernhalten von „Bad News", die über alle möglichen modernen Medien an uns herangetragen werden. Das Reduzieren bzw. Meiden von Fernsehen sowie weniger arbeiten, mehr Erholungsphasen, bewusstes Abschalten und Konzentrieren auf die Innenwelt helfen enorm.

Aber auch im Körperlichen insgesamt ist eine Schonung notwendig. Viele sind heute von Lauf-, Radfahr-, Tennis-, Golf- oder anderem Sportfieber ergriffen. Grundsätzlich unterstützt sinnvoll durchgeführte Bewegung die Regeneration, aber eben dem Prinzip der Schonung folgend. Es ist durchaus möglich, zu diesem Zweck einfach eine entsprechende Untersuchung zum Erkennen der individuellen Laktatgrenze durchzuführen. Dies auch, um nicht gleich wieder in die Überforderung und damit in einen sauren Stoffwechsel abzugleiten. Möglicherweise wird mitunter strenge körperliche Ruhe notwendig sein, um eine umfassende Regeneration zu ermöglichen.

Letztlich richtet sich Art und Intensität der Schonung auch nach dem therapeutischen Umfeld. Es ist ein Unterschied, ob eine Moderne Mayr-Therapie im ambulanten oder stationären Bereich durchgeführt wird. Wichtig ist, dass es in Summe nicht zu einer Überforderung kommt, denn:

Wer eine Mahlzeit körperlich, geistig oder seelisch übermüdet zu sich nimmt, wird das beste Lebensmittel nicht ordnungsgemäß umsetzen können.

Selbstverständlich ist die Pflege der Esskultur nicht nur während der Therapiezeit notwendig, damit die chemische Verdauung optimal ablaufen kann, sondern es ist als Ziel zu sehen, die Esskultur langfristig zu verändern. Auch das Beachten der tageszeitlichen Rhythmik, wonach die Abendmahlzeit an Menge am geringsten und hinsichtlich Bekömmlichkeit am leichtesten ausfallen sollte, ist in diesem Zusammenhang wichtig. All das hat beim VIVAMAYR-Prinzip einen ganz besonderen Stellenwert.

Säuberung

Säuberung bedeutet, den Organismus zu reinigen. Dabei nutzen wir neben dem Darm auch alle anderen Möglichkeiten, z. B. die Niere, Haut, Lunge oder sogenannte Notventile, um die Giftstoffe zu eliminieren.

Wie bei der Beschreibung der Entstehung einer Allergie gezeigt wurde, bilden sich im Darm durch Fehlverdauungsprozesse eine Reihe von Giftstoffen und Schlacken. Nachdem diese die normale Darmfunktion beeinträchtigen, ist auch die normale Ausscheidungsfunktion beeinträchtigt. Die Giftstoffe und Schlacken lagern sich ab – vorerst im Darm selbst, später auch im sogenannten Bindegewebe, als Gewebsverschlackung bezeichnet. Dadurch wird auch die physiologische Selbstreinigung des Verdauungsapparates und in der Folge des gesamten Organismus gestört.

Bittersalz und Glaubersalz

Mayr selbst hat lange Zeit in Karlsbad (heute Tschechien) gearbeitet. Dort erkannte er die reinigende Wirkung des Karlsbader Wassers. Dies ist eine Mischung aus Glaubersalz, Bittersalz und Natriumbicarbonat. Heute verwenden wir, nachdem Karlsbader Wasser nicht zur Verfügung steht, meist Bitter- oder Glaubersalz. Dabei wird ein gestrichener Teelöffel in einem Viertelliter warmen Wasser aufgelöst und morgens nüchtern getrunken. Hierdurch wird der (abgelagerte) Inhalt des Darms langsam von oben nach unten losgelöst und ausgeschieden. Wohl eine der wichtigsten Wirkungen des Bittersalzes in diesem Zusammenhang ist es, Wasser im Darm zu halten. Erst dadurch gelingt es, diesen zu reinigen. Es ist nicht sinnvoll, die Konzentration oder Menge des Bittersalzes nach dem Motto „Mehr hilft mehr" zu erhöhen. Dies führt eher zu unangenehmen Reaktionen, als dass es wirklich hilfreich ist. Vielfach

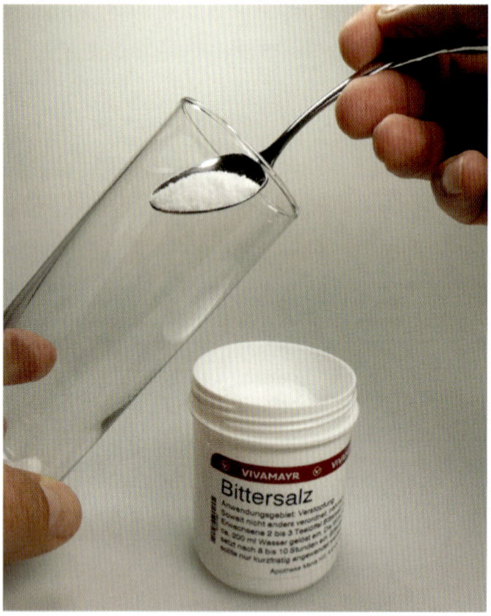

führt das Bitter- oder Glaubersalz sogar zu intensiven Entleerungen, weshalb man auf Magnesiumcitrat ausweichen kann, das eine mildere Wirkung hat.

Eine weitere Wirkung von Bittersalz ist die Anregung der Leber-Gallen-Tätigkeit. Hier kommt es zu einer indirekten Anregung der Darmperistaltik, was für die Ausscheidung wichtig ist. Die Darmreinigung ist der erste Schritt unserer Strategie in Richtung Säuberung. Es ist klar, dass eine Oberfläche so groß wie ein Fußballfeld nicht allein durch die ein- oder zweimalige Gabe von Bittersalz gereinigt wird (die innere Oberfläche des Darms entspricht tatsächlich der Größe eines Fußballfeldes). Es braucht also eine kontinuierliche Reinigung, vor allem aber eine Ausscheidung der mobilisierten Giftstoffe. Gelingt dies nicht zeitgerecht, kommt es mitunter zu unangenehmen Rückvergiftungserscheinungen. Dies kann besonders in der Anfangsphase der Therapie leicht vorkommen, weil der Organismus erst wieder lernen muss, konzentrierte Giftstoffe auszuscheiden. Oft ist eine entsprechende Unterstützung notwendig (praktische Tipps bei bestimmten Krankheitsbildern finden Sie auf S. 151 ff.). Ist die Reinigung des Darms aber erstmal in Schwung gekommen, kann der Darm selbst wieder als Ausscheidungsorgan fungieren. Im zweiten Schritt erfolgt dann eine Lymph- und Blutreinigung mit nachfolgender Reinigung der Gewebe. Gerade diese ist für den Langzeiteffekt der Modernen Mayr-Therapie wichtig, weil erst dadurch die abgelagerten Stoffwechseltoxine aus dem Gewebe eliminiert werden. So wird auch verständlich, warum es für diesen Vorgang mehr Zeit braucht und eine Moderne Mayr-Therapie mindestens drei bis vier Wochen dauert.

Der Reinigungsprozess

Wir dürfen darauf vertrauen, dass die Ausscheidung der eingelagerten Toxine einer wohldurchdachten Hierarchie folgt. Der Körper unterscheidet zwischen „gesund"

und „krank", zwischen „nützlich" und „abgelagert". Mit der Reinigung wird also nicht lebensnotwendiges Gewebe abgebaut, sondern es werden in erster Linie unnötige Schlacken gelöst. Der mit Fortdauer der Therapie zunehmend gereinigte und immer besser funktionierende Darm hat nämlich eine richtige Sogwirkung für Schlacken. Diese werden mobilisiert und eliminiert. Aber: In allen Phasen des Reinigungsprozesses kann es zur Überforderung der Ausscheidungssysteme kommen. Dies bedeutet den Rückstau von Giftstoffen oder deren Resorption. Die so entstehende Rückvergiftung führt mitunter zu heftigen, krisenhaften Reaktionen. Diese sind zwar unangenehm, aber meist unbedenklich. Sie klingen durch Unterstützung der Ausscheidungsmechanismen rasch ab (siehe S. 112 ff.).

Gerade bei der Allergie sind viele dieser Toxine, welche im Gewebe zwischendeponiert und dann mobilisiert werden, einerseits Säuren- und andererseits Eiweißbestandteile. Diese können nicht so ohne Weiteres vom Organismus ausgeschieden werden. Für Säuren gilt, dass sie durch Basen neutralisiert werden müssen; auch Eiweiß muss entsprechend verstoffwechselt werden. Für all diese Aufgaben ist die Leber zuständig. Sie ist unser „Hauptstoffwechselorgan" für die Entgiftung. Diese zu unterstützen ist also ein wichtiges Anliegen in der Modernen Mayr-Therapie.

Das Lebenselixier Wasser

Unser Körper besteht zu 60 bis 70 Prozent aus Wasser. Wasser ist das Medium des Stoffwechsels schlechthin. Viele Stoffwechselprozesse laufen im wässrigen Milieu ab, vor allem der Transport der Giftstoffe. Soll etwas über die Lymphe oder das Blut transportiert werden, so muss es vorher „wasserlöslich" gemacht werden. Selbst Fett, welches sich normalerweise nicht in Wasser löst, wird im Körperwasser transportiert, indem es an verschiedene Stoffe gebunden wird. Der Darm übernimmt die Aufgabe der Wasseraufnahme, die Nieren erledigen die Filterung des Blutes und die Produktion des Harns als Ausscheidungsprodukt. Mit dem Harn werden viele unbrauchbare Stoffe, aber auch Stoffwechselgifte abgegeben. Die Nieren sind dabei so gut durchblutet, dass ihre Filtermenge pro Tag eine Badewanne füllt. Es ist daher im Alltag wichtig, ausreichend zu trinken, besonders aber während einer Modernen Mayr-Therapie.

Jede Moderne Mayr-Therapie ist auch eine Trinkkur.
Ohne entsprechende Flüssigkeitsmengen kann der Stoffwechsel die erforderliche Leistung nicht erbringen.

Als Empfehlung gilt eine Trinkmenge von mindestens 3 Litern bei ca. 70 Kilogramm Körpergewicht. Bei höherem Körpergewicht wird die Zufuhr von mindestens 4 Litern empfohlen.

Diese Menge mag manche am Anfang verwundern, zumal im Alltag wenig getrunken wird. Noch dazu, wo als Flüssigkeit lediglich

- gutes Quellwasser
- stilles Mineralwasser
- kurz gebrühte (blonde) Kräutertees sowie
- Gemüsebrühe

gelten.

Besonders gilt zu beachten, dass diverse Fruchtsäfte, Industriegetränke (Energydrinks) sowie Alkohol und Bohnenkaffee nicht als Getränk im eigentlichen Sinn gelten. Wichtig ist auch, dass kontinuierlich über den Tag verteilt getrunken werden soll; vor allem zwischen den Mahlzeiten und nicht währenddessen. Während des Essens – und dies gilt sowohl für die Zeit während der Mayr-Therapie als auch für den Alltag – benötigen wir konzentrierte und leistungsfähige Verdauungssäfte. Zum Essen zu trinken bedeutet, die Verdauungssäfte zu verdünnen und damit die zu diesem Zeitpunkt so wichtige Verdauungsleistung zu reduzieren.

Teeauswahl und -zubereitung

Als unterstützende Flüssigkeitszufuhr in Form von Tees kommen nahezu alle Kräutertees in Frage, welche Stoffwechsel, Entgiftung, Blut- und Säftereinigung sowie die Leber unterstützen.

Folgende Tees sind hervorragend für eine Moderne Mayr-Therapie geeignet: Johanniskraut, Honigklee, Zinnkraut, Thymian, Salbei, Rosmarin, Anserine, Melisse und Fenchel. Selbstverständlich kann man auch Teemischungen zubereiten. Die Teesorten sollten aber immer abgewechselt werden. Auch Grüntee ist akzeptabel, schwarzer Tee jedoch sollte wegen der Fermentierung eher bescheiden verwendet werden.

Für eine optimale Flüssigkeitszufuhr werden die Kräutertees in etwas abgewandelter Form zubereitet:

Sie nehmen eine kleine Menge des Tees und gießen ihn mit heißem Wasser auf. Danach lassen Sie den Tee lediglich eine halbe bis eine Minute lang ziehen. Anschließend gleich abseihen, damit die Aromastoffe zwar ins Wasser abgegeben werden, aber die pharmakologische Wirkung des Tees (noch) nicht so intensiv ist.

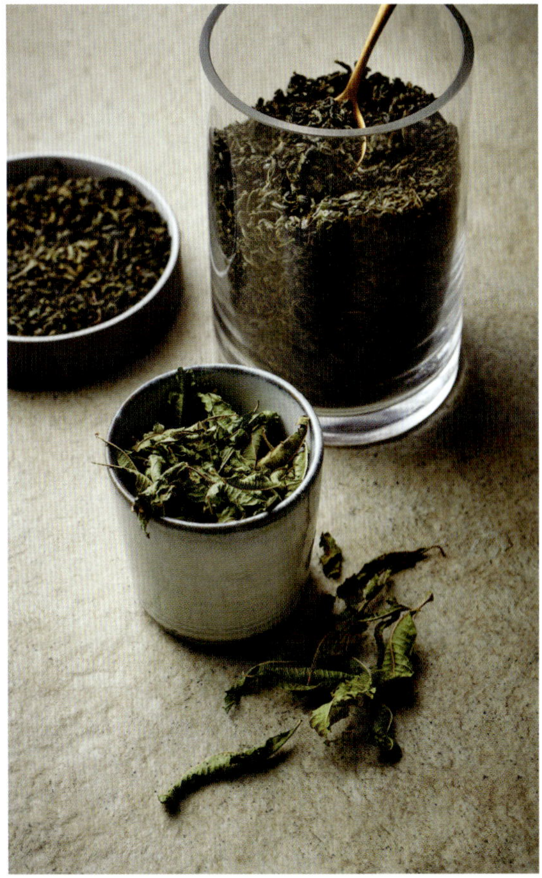

Selbstverständlich hat das Kraut auch bei kurzer Ziehdauer eine Wirkung; nicht zu vergessen, dass ja größere Mengen getrunken werden.

Ungünstig für eine Moderne Mayr-Therapie sind folgende Tees:

- **Kamille:** reduziert die Darmtätigkeit und bleibt dem Einsatz bei akuten Magen-Darm-Beschwerden vorbehalten
- **Pfefferminze:** ist vielfach zu scharf und intensiv
- **Rote Früchte:** sind insgesamt zu sauer
- **Brennnessel:** ist gerade bei allergischen Erkrankungen wegen des Histamingehalts tabu

Üblicherweise werden in Restaurants immer die – leicht erhältlichen – ungünstigen Tees angeboten. Vermeiden Sie diese Tees, soweit es möglich ist. Wenn keine andere Möglichkeit besteht, einen Tee zu erhalten, so werden auch die ungünstigen Tees in kleinsten Mengen und nur kurz gezogen nicht den Therapieerfolg in Frage stellen.

Gemüsebrühe/Basenbrühe

Auch eine Gemüsebrühe ist ein ideales Getränk, weil sie viele wertvolle Mineralstoffe aus dem Gemüse enthält.

Verwenden Sie möglichst biologisches bzw. ungespritztes Gemüse. Wurzelgemüse ergibt einen kräftigen Geschmack, sodass vorzugsweise Karotten, Gelbe Rüben, Sellerie, Stangensellerie, Fenchel, Petersilienwurzel, Pastinak und Kartoffeln verwendet werden. Die Qualität und die Mischung bestimmen den Geschmack.

Zubereitung:
Auf ein Drittel Gemüse kommen zwei Drittel Wasser. Schneiden Sie das Gemüse klein, geben Sie ein Lorbeerblatt, Pfefferkörner und Wacholderbeeren dazu und setzen Sie es mit kaltem Wasser an. Nach einmaligem Aufkochen lassen Sie die Brühe etwa für zwei Stunden ziehen, damit Inhaltsstoffe und Geschmack des Gemüses voll zur Geltung kommen können. Anschließend geben Sie frische Kräuter dazu und erhitzen nochmals kurz, bevor die fertige Brühe durch ein Haarsieb abgeseiht und schluckweise getrunken wird.

Die Zugabe von pflanzlicher Streuwürze ist zwar möglich und intensiviert den Geschmack, bei einer Allergie bzw. Intoleranz ist dieses Fertigprodukt jedoch – ebenso wie die einzelnen Lebensmittel – auf Verträglichkeit zu überprüfen. Bei Verträglichkeit ist sie jedoch eine gute Alternative für Berufstätige oder für zwischendurch.

Es ist nicht notwendig, die Brühe zu salzen, nachdem viel Wurzelgemüse einen leicht salzigen Geschmack ergibt. Das beim Abseihen der Brühe zurückgebliebene Gemüse kann durchaus ein weiteres Mal mit kaltem Wasser angesetzt werden. Dieser zweite oder dann sogar dritte Aufguss wird für die Zubereitung von Basensuppen sowie Soßen verwendet. Weitere Details hierzu finden Sie im Buch „Milde Ableitungsdiät“, Haug Verlag, sowie im Kochbuch „Basisch essen“, Brandstätter Verlag.

Die Kraft der Ausscheidung

Die Lunge

Die Lunge ist als Organ für den Stoffaustausch im gasförmigen Bereich zuständig. Entspricht die Oberfläche des Verdauungsapparates in etwa der Größe eines Fußballfeldes, so beträgt die Oberfläche der Lunge immerhin etwa 80 m². Hier erfolgt die Aufnahme des über die Atemluft zugeführten Sauerstoffes und gleichzeitig die Abgabe von Kohlensäure als Endprodukt des Zellstoffwechsels. Sie wird über das Blut zur Lunge transportiert und hier abgeatmet. Wir können die Lungenfunktion dahingehend erweitern, dass alle gasförmigen Stoffe über die Lunge eliminiert werden. Wir haben Wasserstoff als Gärungsprodukt bereits bei Unverträglichkeiten gegenüber Kohlenhydraten kennengelernt. Darüber hinaus gibt es noch eine Reihe weiterer Gärungs- bzw. Fäulnisprodukte, welche ebenfalls über die Lunge ausgeschieden werden müssen. Bei Personen, die viel über die Lunge abatmen müssen, fällt dies oft als „schlechter Atem" auf. Leider bemerkt dies eher die Umwelt als der Betroffene selbst.

Forcierte, aber nicht übertriebene Atmung fördert also die Elimination dieser gasförmigen Stoffe. Die Abatmung von Kohlensäure ist darüber hinaus das rascheste Regulativ des Säure-Basen-Haushaltes. Daher ist es wichtig, sich sowohl während der Modernen Mayr-Therapie als auch später im Alltag adäquat zu bewegen. Bewegung fördert die Atemtätigkeit und damit die Entgiftung. Allerdings ist gerade bei allergischen Erkrankungen mit Lungenbeteiligung darauf zu achten, dass sich der Betreffende nicht überfordert.

Die Haut

Auch die Haut ist mit all ihren Drüsen ein wichtiges Ausscheidungsorgan, da über die Haut regelmäßig Flüssigkeit verdunstet. Damit besteht die Möglichkeit, Giftstoffe abzugeben. Natürlich ist Schweiß – ob aktiv durch Bewegung oder passiv z. B. durch Sauna, Dampfbad oder anderweitig provoziert – auch ein Ventil zur Abgabe von Toxinen. Darüber hinaus ist die Haut ein Reflexorgan. Wir verstehen darunter die Tatsache, dass die inneren Organe an der Oberfläche repräsentiert werden. So erhalten wir über die Reflexzonen unterschiedlichster Art wie eben auch der Haut einerseits diagnostische Hinweise über vorhandene Störungen innerer Organe, andererseits kann über die Behandlung an der Reflexzone auch Einfluss auf die inneren Organe und deren Funktion genommen werden.

Bei allergischen Erkrankungen mit Beteiligung der Haut, z. B. Ekzemen, ist besonderer Wert darauf zu legen, die Entgiftung über alle anderen Organsysteme zu fördern, um der Haut auf diese Weise einen gewissen Ausscheidungsdruck zu nehmen. Dadurch kann sich das Organ erholen und die Beschwerden werden langsam abklingen.

Unterstützende Maßnahmen zur Säuberung

Während einer Modernen Mayr-Therapie ist es also wichtig, dass alle Möglichkeiten zur Ausscheidung unerwünschter Stoffe entsprechend genützt werden. Ja, mehr noch: Es geht um die individuellen Optionen, einzelne Systeme im Körper besonders zu fördern, um andere zu entlasten. Dies kann durch folgende Maßnahmen erfolgen:

- ärztliche manuelle Bauchbehandlung
- Einlauf
- Colon-Hydro-Therapie (CHT)
- Bäder
- Kneipp-Anwendungen
- Massagen
- Inhalationen

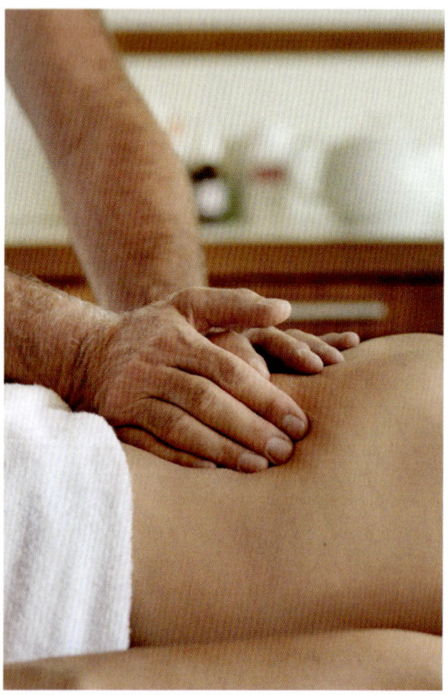

Ärztliche manuelle Bauchbehandlung

Ärztliche manuelle Bauchbehandlung

Die manuelle Bauchbehandlung wird vom speziell ausgebildeten Mayr-Arzt durchgeführt. Sie ist unverzichtbarer Bestandteil jeder Modernen Mayr-Therapie. Aufgrund ihrer Wichtigkeit werden Durchführung und Wirkung auf Seite 120 f. genauer beschrieben. An dieser Stelle sei lediglich die Bedeutung für Entgiftung und Reinigung erwähnt: Die manuelle Bauchbehandlung führt zu einer Mobilisation des Darminhaltes, welcher in der Folge leichter oder überhaupt erst dadurch ausgeschieden werden kann. Sie unterstützt also die Reinigung des Darms unmittelbar. Darüber hinaus fördert die manuelle Bauchbehandlung den Abtransport der gestauten Lymphe aus dem Darmbereich (das Radixödem wird entstaut) sowie des venösen Blutes aus dem Bauchraum.

Einlauf

Kommt es zu Behinderungen von Ausscheidungen im Dünndarm, so hat sich ein Einlauf bewährt. Dabei wird der Inhalt des Dickdarms mit warmem Wasser losgelöst und nach außen gebracht. Es ist nicht notwendig, das mittels Einlauf in den Dickdarm eingebrachte Wasser zurückzuhalten; stattdessen sollte er gleich wieder entleert werden. Vor allem bei Kopfschmerzen und Migräne oder einer mangelhaften Ausscheidung über den Darm – mögliche Anfangs- oder Spätreaktionen während der Modernen Mayr-Therapie – bewährt sich dieser Einlauf.

Colon-Hydro-Therapie (CHT)

Die Colon-Hydro-Therapie stellt eine Intensivierung des Einlaufs dar. Gelingt es mit dem Einlauf bestenfalls, das letzte Drittel des Dickdarms mit Wasser zu reinigen, so kann mit einer CHT der gesamte Dickdarm durchgespült werden. Wichtig dabei ist, dass eine geschulte Person gleichzeitig den Bauch behandelt; idealerweise wird sogar eine manuelle Bauchbehandlung vom Mayr-Arzt durchgeführt. Dabei ist unbedingt darauf zu achten, dass keine „offene ICV" besteht. ICV steht für „ileocaecal valve" (Ileocoecalklappe) und beschreibt eine funktionelle Klappe an der Mündungsstelle vom Dünn- in den Dickdarm. Diese öffnet sich, um den Darminhalt vom Dünndarm in den Dickdarm zu entlassen. Im geschlossenen Zustand verhindert sie den Rückfluss des Darminhaltes aus dem Dickdarm in den Dünndarm. Wird diese Region chronisch gereizt – was bei allergischen Erkrankungen oft der Fall ist – ist sie funktionell offen. Wird in solchen Fällen dann eine CHT durchgeführt, spült man den Darminhalt aus dem Dickdarm in den Dünndarm zurück. Als Folge davon geht es dem Patienten nach der CHT noch schlechter als zuvor. Darin erkennt man, dass es wenig Sinn hat, etwas primär Hilfreiches unbedacht einzusetzen. Auch ist die CHT kein fixer Bestandteil einer Modernen Mayr-Therapie. Sie wird aber im Einzelfall nach entsprechender Indikationsstellung durchgeführt. Sie kann in gewissen Situationen äußerst hilfreich sein und Rückvergiftungsreaktionen rasch zum Abklingen bringen. Es macht hingegen wenig Sinn, die Colon-Hydro-Therapie im „Zehnerblock" zu konsumieren...

Bäder und Kneipp-Anwendungen

Dem Wechselspiel von Lunge und Haut muss gerade bei allergischen Erkrankungen besondere Aufmerksamkeit gewidmet werden. Grundsätzlich bestehen viele Möglichkeiten, den Stoffwechsel der Haut zu verbessern. Hierzu gehören in erster Linie Bäder, Kneippanwendungen und Massagen.

Über die Haut werden viele Säuren eliminiert. Es stellt sich daher die Frage, ob der „Säureschutz“ der Haut tatsächlich ein Schutz ist oder ob er nicht vielmehr die Notwendigkeit einer Säureelimination über die Haut darstellt. Säuren jedenfalls irritieren die Haut, weshalb Vollbäder die Möglichkeit bieten, die Giftstoffe über die Haut auszuscheiden. Dem Badewasser können hierfür beispielsweise Basen oder Kräuteressenzen hinzugefügt werden. Am einfachsten erfolgt dies mit Kern- oder Schichtseife, Soda, Basenpulver oder fertigen Basenbadmischungen. Auch Kneipp'sche Wechselgüsse bzw. -bäder regen die Entgiftungstätigkeit (nicht nur) der Haut an.

Letztlich erzielt man durch solch einfache Maßnahmen eine enorme Steigerung des Wohlbefindens. Allerdings sollten wir darauf Rücksicht nehmen, dass die Haut bei allergischen Erkrankungen der Haut selbst durch die forcierten Ausscheidungsmaßnahmen nicht eher gereizt als behandelt wird. In jedem Fall ist die Ausscheidung über den Darm und die Nieren zu fördern (z. B. durch eine ärztliche manuelle Bauchbehandlung bzw. ausreichende Flüssigkeitszufuhr), damit die Haut entlastet wird.

Auch ein **Ölbad nach Junge** entlastet die Haut und bringt wertvolle Öle zum Ausgleich des Stoffwechsels an die Haut. Wasser und Öl stoßen sich ja normalerweise ab und verbinden sich nicht. Der Heilbademeister Werner Junge fand auf Anregung von Rudolf Steiner eine genial einfache, aber sehr wirkungsvolle Methode der therapeutischen Anwendung: Das zuströmende Wasser wird in einen mundgeblasenen, birnenförmigen Glaskolben geleitet und bildet dort eine Wirbelströmung. Im Zentrum dieses Wirbels wird Öl durch eine feine Öffnung langsam angesaugt und zerstäubt. Das Öl erfährt durch diesen Prozess eine enorme Oberflächenvergrößerung, indem es sich als hauchdünner Ölfilm um jeden Wassertropfen legt. Diese „Mischung“ bleibt über Stunden hinweg stabil. Darüber hinaus sind die Öltropfen so klein, dass sie die Barriere der Haut durchdringen und nach einer einstündigen Nachruhezeit ihre Heilwirkung entfalten können. Die sogenannte „perkutane Resorption“ ist laut dem Institut für Medizinische Balneologie und Klimatologie an der Universität München um 50 Prozent höher als bei herkömmlichen Emulsionsbädern. Natürlich stehen uns verschiedene Öle mit auch unterschiedlicher Wirkung zur Verfügung, sodass die Therapie wieder absolut individualisiert durchgeführt werden kann. Gerade bei allergischen Erkrankungen bewährt sich dieses Jungebad zur Entlastung und Therapie der Haut.

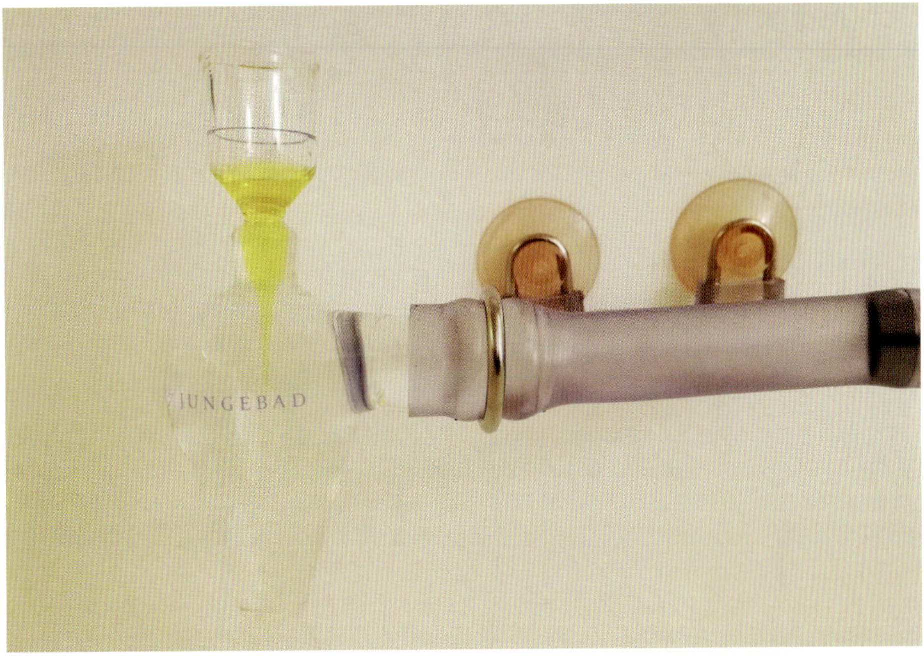

Vorrichtung zur Bereitung eines Ölbades nach Junge.

Massagen

Massagen wirken, sofern sie nicht für den Muskel-Sehnen-Bereich durchgeführt werden, in erster Linie über eine Durchblutungssteigerung bzw. Anregung der Lymphe. Eine manuelle Lymphdrainage beispielsweise ist eine sanfte, aber äußerst wirksame Anregung der Lymphzirkulation. Nachdem wir wissen, dass die Lymphe gleichzeitig Immunfunktionen ausübt, sind dies nicht nur bei Allergien wichtige Maßnahmen. Auch Reflexzonenmassagen wie beispielsweise die Fußreflexzonenmassage helfen dabei, die Ausscheidungsfunktion anzuregen.

Inhalationen

Inhalationen können zur Verbesserung der Lungenfunktion beitragen. Dabei wird einfach mit Meer oder Salzwasser inhaliert oder Sie mengen verschiedene arzneilich wirksame Stoffe bei – ätherische Öle, homöopathische Arzneien oder schleimlösende Substanzen. Insgesamt ist dies eine besonders wirksame Maßnahme bei allergischen Erkrankungen der Lunge wie Asthma oder chronischer Bronchitis.

Schulung

Durch die Schulung soll richtiges Essen (wieder) erlernt werden. Somit hat gerade sie entscheidenden Einfluss auf den Langzeiterfolg einer im Rahmen des VIVAMAYR-Prinzips durchgeführten Mayr-Therapie.

Die Moderne Mayr-Therapie will das richtige Essen lehren, nicht das Fasten.

Wir haben eingangs beschrieben, wie das Nichtbeachten der Esskultur zu einer Fehlverdauung, intestinalen Autointoxikation und einer Allergie führen kann. Deshalb gilt es, gerade diesen Umstand zu verändern. Oft ist dies der schwierigste und langwierigste Part, wohl auch, weil damit so viele lieb gewonnene Gewohnheiten in Frage gestellt werden. Trotzdem oder gerade deshalb ist bei einer Therapie im Rahmen des VIVAMAYR-Prinzips auf konsequentes Umsetzen der Schulung zu achten. Dies bedeutet im Einzelnen:

- langsames Essen
- gutes Kauen und Einspeicheln jeder Mahlzeit, d. h., feste Nahrung wird so lange gekaut, bis ein flüssiger Speichel-Speisebrei gebildet wurde
- Zeit nehmen zum Essen: dem Verdauungsapparat Zeit zum Verdauen geben, d. h., keine Zwischenmahlzeiten, die Abstände zwischen den Mahlzeiten sollten ca. vier bis fünf Stunden betragen
- die Abendmahlzeit als kleinste, von der Auswahl und Zubereitung der Lebensmittel her am leichtesten bekömmliche Mahlzeit; hierbei besonders auf gutes Kauen und Einspeicheln achten
- mit dem Essen aufhören, wenn es am besten schmeckt, d. h., bei Eintreten eines leichten, angenehmen Sättigungsgefühls
- bei Auswahl und Zubereitung der Lebensmittel auf Verträglichkeit und leichte Bekömmlichkeit achten
- ausreichendes Trinken freier Flüssigkeit (Wasser, Kräutertee, Gemüsebrühe, stilles Mineralwasser) zwischen den Mahlzeiten

- während der Mahlzeit alles vermeiden, wobei „die Spucke wegbleibt", die gerade zum Verdauen benötigt wird, d. h. Vermeiden von Ablenkungen wie Zeitung lesen, Fernsehen, „Bad News" etc.
- sich durch nichts und niemanden von der Umsetzung abbringen lassen

Es ist klar, dass einschneidende Maßnahmen eine gewisse Umstellung erfordern. Es ist auch klar, dass sie in der geforderten Intensität nur während der Modernen Mayr-Therapie durchführbar sind. Doch wir alle müssen diese Schulung immer wieder durchführen, um im Alltag zumindest ein Minimum davon umzusetzen. Wir haben auf Basis unseres Bewusstseins, also willentlich, auf den Verdauungsvorgang nur solange Einfluss, wie sich die Speisen noch im Mund befinden. Wir können bewusst langsam essen und gut kauen. In den späteren Abschnitten des Verdauungstraktes läuft der Vorgang unbewusst, also vegetativ gesteuert ab. Wir können dem Magen nicht sagen: „Verdau besser!"; oder den Dünndarm beauftragen: „Beweg dich mehr!" Diese Mechanismen wurden in frühester Kindheit trainiert bzw. „gebahnt". Wollen wir später daran etwas ändern, müssen wir zuerst diese Bahnung verändern. Dies kann nur erfolgen, wenn wir alte Gewohnheiten durch neue ersetzen. Die neuen Gewohnheiten müssen immer wieder trainiert, also wiederholt werden, bis sie neu etabliert wurden. Dies ist die eigentliche Leistung, die jede Person während der Modernen Mayr-Therapie selbst erbringen muss. Sie unterscheidet sich dadurch auch von allen üblichen Diäten und Fastenregimen.

Dieses (Wieder-)Erlernen der Esskultur liegt also in der Eigenverantwortlichkeit des/der Einzelnen. Ob jemand rasch isst, ohne ausreichend zu kauen, und die Speisen hinunterschlingt, oder ob er in Ruhe genüsslich kauend die Speisen auskostet, ist allein seine Entscheidung. Auch macht nicht der Arzt den Patienten wieder gesund, sondern der Betroffene selbst bemüht sich, gesünder zu werden – durch eine Veränderung seines Verhaltens. Es kann auch jeder zu Recht stolz darauf sein, diese Leistung zu erbringen und sich aktiv um seine Gesundung zu bemühen.

Die ärztliche manuelle Bauchbehandlung

Der Arzt kann diese Bemühungen um Gesundung unterstützen, indem er die ärztliche manuelle Bauchbehandlung durchführt. Diese wurde von Dr. Mayr selbst entwickelt und ist unverzichtbarer Bestandteil jeder Modernen Mayr-Therapie. Es handelt sich dabei um eine weiche, zarte, zum Teil rhythmische und atemsynchrone Behandlung des Bauchraums, die die Bestrebungen nach Reinigung und Schulung auf ideale Weise unterstützt.

Die manuelle Bauchbehandlung bewirkt eine Anregung der Darmtätigkeit. Durch die sanften Druckänderungen wird der Inhalt weitertransportiert; die Resorption der Inhaltsstoffe sowie die Ausscheidung von Schlacken in den Darm erfolgt effektiver. Darüber hinaus verbessert die manuelle Bauchbehandlung die Zirkulation im Bauchraum. Somit werden Blut und Lymphe aus den gestauten und/oder entzündeten Darmabschnitten besser und rascher transportiert und durch frisches, sauerstoffreiches Blut bzw. unbelastete Lymphe ersetzt. Mit der Rückbildung von Stauungen und Entzündungen reduzieren sich auch allfällige Schmerzen in der betreffenden Region.

Die manuelle Bauchbehandlung verbessert Tonus, Form und Lage der zum Verdauungsapparat gehörenden Organe.
Durch die geförderte Darmtätigkeit, den rascheren Weitertransport des Darminhaltes, die Durchblutungssteigerung und die Reduktion der belasteten Lymphe erhalten die einzelnen Organe wieder mehr Spannkraft und nehmen den für sie vorgesehenen Raum ein. Ihre Verschieblichkeit wird besser, der gesamte Bauch nähert sich nun wieder eher einer idealen Gesundheit. Meist wird er kleiner, schmerzfreier und gut tastbar. Letztlich wirkt sich dies auf alle Körperzellen aus. Auch deren Tonus und damit deren Funktion werden besser.

Die manuelle Bauchbehandlung bewirkt eine Blut- und Säftereinigung.
Durch die günstigeren Verhältnisse im Bauchraum kommt es zu einer intensiven Abgabe von Toxinen via Lymphe und Blut an den Darm. Es findet also eine zunehmende Reinigung aller Körpersäfte statt, was mehr Sauerstoff und hochwertige Nährlösungen an jede Körperzelle heranbringt.

Die manuelle Bauchbehandlung ist eine Atemtherapie.
Ist der Verdauungsapparat gestört, so ist auch von einer Störung der Atemfunktion auszugehen. Da die Behandlung des Bauchraums atemsynchron erfolgt, wirken die

natürlichen Druckänderungen zwischen Brust- und Bauchraum als Motor für die Darmtätigkeit, die Lymphzirkulation und den Blutfluss. Ist der Bauch – im Speziellen der entzündliche Dünndarm – ein Hindernis für das Absenken des Zwerchfells bei der Einatmung, so führt dies auch zu einer Verflachung der Atmung mit schlechter Be- und Durchlüftung der Lunge. Daher kann gerade diese Form der Atemtherapie bei Menschen mit asthmatischen Beschwerden eine entscheidende Erleichterung bringen.

Die manuelle Bauchbehandlung ist eine diagnostische Kontrolle.
Bei der Behandlung fühlt und untersucht der Mayr-Arzt immer zeitgleich, ob an irgendeiner Stelle belastete Abschnitte des Verdauungsapparates zu finden sind – Spasmen, Erweiterungen aufgrund eines mit Kot oder Gas gefüllten Darms, eine Vergrößerung oder Stauung der Leber – alles wird in die Therapie miteinbezogen. Der Mayr-Arzt überprüft auch, ob die Veränderungen den Erwartungen entsprechen. Es lassen sich beispielsweise auch Entgiftungsreaktionen erkennen und von Diätfehlern unterscheiden.

Die manuelle Bauchbehandlung ist eine derart wirkungsvolle und den ganzen Organismus umfassende Therapie, dass sie ausschließlich vom speziell geschulten Mayr-Arzt durchgeführt werden sollte.

Substitution

Der heutige Mensch ist einer Reihe von Belastungen verschiedenster Herkunft ausgesetzt. Stress, so unterschiedlich seine Ursachen auch sein mögen – und die allergische Erkrankung gehört sicherlich dazu – beantwortet der Körper relativ uniform. In einer ersten Reaktion kommt es zur Mobilisation von Mineralstoffen, Spurenelementen und Vitaminen, um die Belastungen auszugleichen. Dies deshalb, weil diese Stoffe für viele Regulationsvorgänge benötigt werden. Normalerweise sind davon ja auch ausreichende Mengen und gewisse Reserven vorhanden. Bleibt die Belastung jedoch über einen längeren Zeitraum aufrecht oder nimmt sogar zu – wie es derzeit fast exponentiell der Fall ist – so werden diese Mineralstoffe, Spurenelemente und Vitamine über Gebühr verbraucht. Der Gehalt im Körper reduziert sich; wohl auch deshalb, weil diese Depots durch die heutigen Ernährungsgewohnheiten zugleich nicht ausreichend „wieder aufgefüllt" werden. Anfänglich grenzwertige Mangelsituationen werden vom Betroffenen noch kaum bemerkt, ausgeprägte Mängel oft missinterpretiert. Andererseits benötigen wir diese Mineralstoffe, Spurenelemente und Vitamine gerade bei einer Allergie bzw. Intoleranz, um die Erkrankung einigermaßen in den Griff zu bekommen. Wir haben z. B. Kalzium, Kupfer, Vitamin C und Vitamin B6 als essentiell notwendig im Falle einer Histaminintoleranz erkannt.

Wir müssen also heute davon ausgehen, dass viele Personen Defizite solcherart aufweisen. Diese können auch durch die bestgeführte Moderne Mayr-Therapie nicht gedeckt werden. Im Gegenteil: Die Moderne Mayr-Therapie selbst, alle Entgiftungsvorgänge in der Leber und die Neutralisation von Säuren benötigen diese wichtigen Mineralstoffe ganz besonders. Daher ist es wichtig, bereits während der Therapie mit der Substitution zu beginnen. Mayr selbst hat, indem er Karlsbader Wasser trinken ließ, bereits unbewusst ein Minimum an Substitution betrieben. Karlsbader Wasser enthält nämlich neben Glauber- und Bittersalz vor allem Natriumbicarbonat. Und gerade dies ist eine der wichtigsten Substanzen zur Entsäuerung. Natriumbicarbonat wird normalerweise auch im Magen gebildet, danach in das Blut abgegeben und reguliert dabei den Säure-Basen-Haushalt.

Bei allergischen Erkrankungen mit entzündlichen Beschwerden ist die Gabe von Natriumbicarbonat eine der wichtigsten therapeutischen Maßnahmen.

Orthomolekulare Medizin

Die Gabe von Mikronährstoffen zu präventiven oder therapeutischen Zwecken wird „Orthomolekulare Medizin" genannt. „Ortho" kommt aus dem Griechischen und bedeutet „aufrecht, richtig, recht" und „molekular" beschreibt die Ebene die kleinsten funktionellen Teilchen im Körper betreffend. Sinngemäß verstehen wir darunter die Therapie mit Stoffen – also den richtigen Molekülen in der richtigen Menge –, die normalerweise im Körper vorhanden sind. Die Orthomolekulare Medizin umfasst somit die Gabe von Mineralstoffen, Spurenelementen, Vitaminen, Fettsäuren, Aminosäuren, Enzymen und Hormonen. Der Begriff „orthomolekular" wurde vom zweifachen Nobelpreisträger Linus Pauling geprägt, der die Orthomolekulare Medizin folgendermaßen definiert hat:

„Orthomolekulare Medizin ist die Erhaltung guter Gesundheit sowie die Behandlung von Erkrankungen durch die Veränderung der Konzentration von den im Körper vorkommenden Substanzen."

Dabei geht es in der Orthomolekularen Medizin ebenso wie in der Modernen Mayr-Medizin einerseits um die Gesunderhaltung und andererseits um die Behandlung von Krankheiten.

In der Behandlung von Erkrankungen hat das Prinzip der orthomolekularen Therapie eine lange medizinische Tradition. Beispielsweise wird bei einer Eisenmangelanämie selbstverständlich Eisen verabreicht. Bei einer Blutzuckererkrankung (Diabetes mellitus) fehlt mitunter das Zucker abbauende Enzym Insulin. Auch dieses kann auf dem Wege einer orthomolekularen Substitution ergänzt werden.

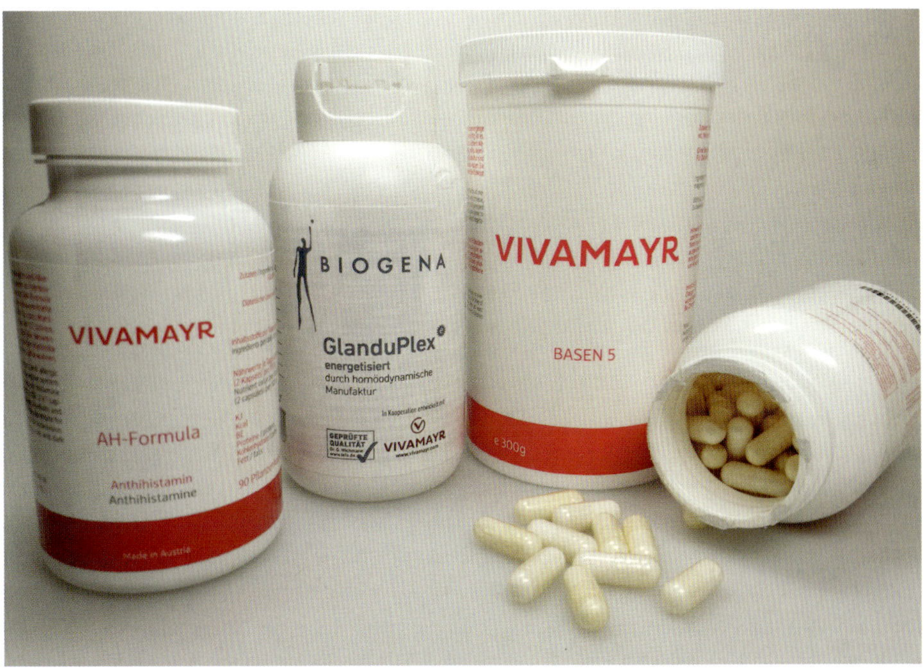

Etwas problematischer wird es im Bereich der Vorsorge. Es besteht zwar Einigkeit über die Bedeutung verschiedener orthomolekularer Substanzen wie Vitamine und Spurenelemente. Vielfach wird aber davon ausgegangen, dass eine „ausgewogene“ Ernährung (worunter nebenbei jeder etwas anderes versteht) die ausreichende Zufuhr dieser wichtigen Stoffe sicherstelle. Das Wissen um die heutige Ernährungssituation mit den hinzukommenden Kardinalfehlern in Bezug auf die Esskultur widerlegt dies jedoch. Allein die Fehlverdauungsprozesse verbrauchen im Verdauungsapparat bereits derart viele dieser Stoffe, dass nur ein Minimum der zugeführten Menge tatsächlich aufgenommen wird. Darüber hinaus ist in den Lebensmitteln selbst nicht mehr die gleiche Menge an Inhaltsstoffen wie noch vor ein bis zwei Generationen enthalten. Einseitige Landwirtschaft, Monokulturen, Düngung, Nichtbeachtung einer artgerechten Tierhaltung, Pflanzenschutzmittel etc. haben ihren Anteil an dieser Situation.

Zudem ist die Frage des Bedarfs eine Frage der Grenzsetzung. Hierzu ein Beispiel am Vitamin C:

Die großen Ernährungsgesellschaften (Deutsch-Österreichisch-Schweizer Gesellschaft für Ernährung, kurz: D-A-CH) empfehlen die tägliche Zufuhr von etwa 100 mg Vitamin C. Dies ist die Menge, die verhindern soll, dass Skorbut auftritt. Die Krankheit war früher bei Seefahrern gefürchtet, weil sie längere Zeit kein frisches Gemüse in ihrer Verpflegung hatten. Verhindert wurde die Erkrankung damals durch Sauerkraut im Speiseplan, welches Vitamin-C-reich ist. Nun kann man einerseits davon ausgehen, dass die empfohlene Menge von Vitamin C zwar richtig ist (Skorbut kommt bei uns auch sehr selten vor), andererseits bedeutet das aber nicht, dass mit 100 mg Vitamin C jeder Mensch optimal versorgt ist. Daher ist es notwendig, diese Substanzen je nach aktuellem Bedarf zuzuführen. Für therapeutische Zwecke gelten darüber hinaus andere Regeln.

In der Orthomolekularen Medizin verwenden wir zu therapeutischen Zwecken vielfach wesentlich höhere Dosen. Auf das Vitamin C bezogen werden mehrere Gramm pro Tag gegeben, um einen Infekt zu behandeln. Bei Histaminintoleranzen wird Vitamin C zum Teil in Form von Infusionen angewendet, um den Histaminspiegel zu senken. Die Anwendung dieser Therapieform bleibt allerdings dem darin erfahrenen Arzt vorbehalten und sollte keinesfalls eigenmächtig durchgeführt werden. Wir werden die Gabe der einzelnen orthomolekularen Substanzen im Zuge der Allergiebehandlung noch detailliert darlegen.

PRAKTISCHE DURCHFÜHRUNG DER VIVAMAYR-THERAPIE BEI ALLERGIE UND INTOLERANZ

Für die praktische Durchführung ist die Berücksichtigung der Individualität unter Wahrung der grundsätzlichen Prinzipien entscheidend, welche bereits ausführlich dargelegt wurden.

In der Modernen Mayr-Therapie ist die individuelle Verordnung der diätetischen Schonung oberstes Prinzip. Hier gibt es viele Möglichkeiten, angefangen vom strengen Fasten bis hin zur Milden Ableitungsdiät. Dabei sind sowohl persönliche Vorlieben als auch biochemische Notwendigkeiten zu berücksichtigen. Dies bedeutet nun für allergische Erkrankungen bzw. Lebensmittelunverträglichkeiten Folgendes:

Wenn jemand, aus welchen Gründen auch immer, bestimmte Lebensmittel nicht mag, so sind diese auch während der Modernen Mayr-Therapie zu vermeiden. Die Durchführung der Therapie beruht auf Freiwilligkeit. Wenn der Mayr-Arzt ein Lebensmittel zwingend vorschreibt, wird der Erfolg ausbleiben. Man kann sogar davon ausgehen, dass die Ablehnung eines Lebensmittels oft mit einer Lebensmittelintoleranz einhergeht. Vor allem bei Kindern ist dieser Zusammenhang noch sehr deutlich zu sehen. Allerdings ist auch das Gegenteil möglich: Wir sprechen von einer Suchtallergie, wenn eine Allergie gegen Stoffe besteht, die sehr gerne gegessen werden (siehe auch S. 18).

Schonung kann dadurch erzielt werden, dass mengenmäßig weniger, dafür aber richtig gegessen wird. Schonung bedeutet darüber hinaus, das richtige Lebensmittel zuzuführen, nämlich jenes, welches biochemisch „ordnungsgemäß" verdaut werden kann. Bei unverträglichen Lebensmitteln ist dies per se ausgeschlossen. Demnach entspricht die Durchführung einer Modernen Mayr-Therapie mit allergisierenden Lebensmitteln nicht dem Prinzip der Schonung, sondern bedeutet maximalen chemischen Stress. Die Verträglichkeit der Lebensmittel wird deshalb mittels Funktioneller Myodiagnostik (FMD) überprüft und die Diät entsprechend variiert.

Auch bei allen weiteren therapeutischen Schritten ist darauf zu achten, dass die Allergie nicht durch einzelne Maßnahmen in der Therapie ausgelöst oder verstärkt bzw. dass deren Abklingen nicht verhindert wird. Idealerweise werden deshalb Medikamente, Teezubereitungen, orthomolekulare Substanzen, Badezusätze etc., die während der Therapie angewandt werden, mittels FMD untersucht.

Im Folgenden sei auf einige Besonderheiten einzelner Lebensmittel hingewiesen. Die Auswahl betrifft die häufigsten Lebensmittelunverträglichkeiten und erhebt keinen Anspruch auf Vollständigkeit, soll jedoch als Leitfaden dienen und die Auswahl des richtigen Lebensmittels für die Zeit der Durchführung einer Mayr-Therapie erleichtern.

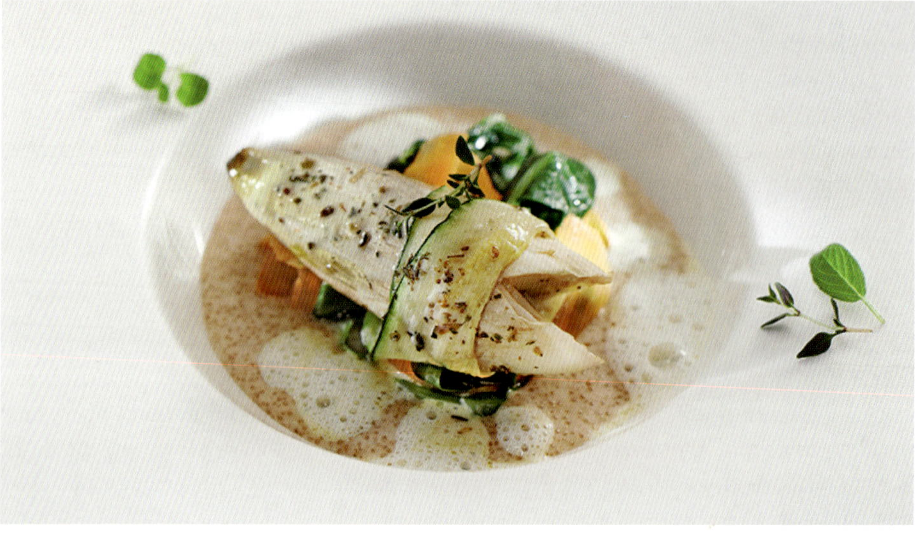

Milch und ihre Inhaltsstoffe

Kuhmilch und deren Produkte werden heute in großem Maße verzehrt. Damit ergibt sich einerseits die Notwendigkeit, sich mit der Qualität dieser Produkte zu beschäftigen, wie auch ihre Bedeutung im Rahmen von allergischen Erkrankungen aufzuzeigen.

Milch besteht neben Wasser und Mineralstoffen aus Fett, Kohlenhydraten und Eiweiß. Im Rahmen der Lebensmittelunverträglichkeiten interessiert uns besonders der Anteil der Kohlenhydrate und des Eiweißes.

Was den **Milchzucker** betrifft, sei auf die Ausführungen ab Seite 74 hingewiesen. Zu betonen ist nur nochmals, dass bei reiner Laktoseintoleranz Milcheiweiß sehr wohl verträglich ist und daher Käse durchaus gegessen werden kann. Betroffene sollten aber im Wesentlichen auf jede Milch tierischer Herkunft und daraus hergestelltes Joghurt sowie auf Buttermilch und Molke(-produkte) verzichten. Alternativen sind – eine gute Verträglichkeit vorausgesetzt – praktisch alle nicht-tierischen Ersatzprodukte: Reis-, Hafer-, Soja-, Kokos-, Mandel-, Hirse-, Hanfmilch sowie deren Produkte.

Alternativen bei Laktoseintoleranz

laktosefreie Milch(produkte) aus:
Soja, Reis, Kokos, Mandel, Hafer, Hanf, Hirse

Milcheiweiß

Unverträglichkeiten gegen Kuhmilcheiweiß gehören zu den häufigsten Reaktionen. Milch enthält ca. 4 Prozent Eiweiß, dessen Hauptvertreter das **Casein** darstellt. Reaktionen gegenüber Casein sind relativ häufig und lassen sich über entsprechende Tests (IgG bzw. FMD) relativ leicht feststellen. Bei einer Unverträglichkeit gegenüber Kuhmilcheiweiß sind praktisch alle Kuhmilchprodukte zu meiden.

Nachdem die Reaktion häufig über IgG vermittelt wird, ist mindestens eine Karenz von drei Monaten einzuhalten – das bedeutet, in diesem Zeitraum sollen diese Lebensmittel nicht zugeführt werden. Die Minimalzeit von drei Monaten ergibt sich aus der Tatsache, dass dies in etwa die Halbwertszeit der IgG-Moleküle darstellt: Es benötigt mindestens diese Zeitspanne, um die Hälfte der IgG-Moleküle abzubauen. Es kann auch ein längerer Zeitraum der Karenz notwendig sein; nämlich dann, wenn die Ausheilung des Leaky Gut mehr Zeit in Anspruch nimmt. Anschließend dürfen die Produkte – eine entsprechende Verträglichkeit vorausgesetzt – wieder verzehrt werden.

Butter hat mit weniger als 1 Prozent und Schlagobers/-sahne mit ca. 2 Prozent Eiweißanteil den geringsten Eiweißgehalt. Nach erfolgter zeitlicher Karenz sind diese Produkte daher auch wieder als erste verträglich.

A1- und A2-Betacasein

Das Casein kommt als Betacasein in der Milch in zwei Formen vor, als sogenanntes A1- oder als A2-Betacasein. Wie jedes körpereigene Protein ist auch bei Betacasein genetisch determiniert, welche der beiden Varianten von der Kuh produziert wird. Jedes Lebewesen hat nämlich immer zwei Varianten eines Gens, sogenannte Allele, in seinem Genom: eines vom Vater, eines von der Mutter. Welches Allel nun zum Tragen kommt, also ob die Kuh A1- oder A2-Casein produziert, hängt vom Erbgang ab: Es kann sein, dass eine Kuh genetisch rein (A1/A1 oder A2/A2) oder mischerbig (A1/A2) ist. Dementsprechend enthält auch die Milch die jeweiligen Casein-Peptide. Der Unterschied liegt lediglich in einer einzigen Aminosäure: Bei A1-Casein ist anstelle von Prolin die Aminosäure L-Histidin eingebaut. Dieser Unterschied hat sich offensichtlich vor vielen tausenden Jahren durch eine (Punkt)Mutation im genetischen Code der Kühe entwickelt. Die nachfolgende Selektion im Rahmen der beginnenden Milchwirtschaft und vor allem die Intention zur Entwicklung ertragreicher Milchkühe in den letzten Jahrzehnten haben dazu geführt, dass wir (mit einigen regionalen Ausnahmen) in den westlichen Industrieländern heute mehr Milch und Milchprodukte der Variante A1 am Markt finden als von der Variante A2, was augenscheinlich Auswirkungen auf unsere Gesundheit hat. Noch dazu wird die ohnehin spärlich vorhandene A2-Milch in den Molkereien oft mit der A1-Milch vermischt, sodass erstere mengenmäßig keine Rolle mehr spielt. Bestenfalls bestehen unsere herkömmlichen Milchprodukte also aus einer Mischung aus A1-Betacasein mit einem kleinen Anteil A2-Betacasein.

Für die Wirkung von Betacasein im Stoffwechsel ist der Verdauungsapparat entscheidend. Im Zuge des Abbaus des A1-Betacaseins im Verdauungsapparat entsteht eine Aminosäurekette mit der randständigen Aminosäure L-Histidin, da das Casein-Peptid genau an der Stelle der Punktmutation getrennt wird. Das auf diese Weise entstandene Peptid wird Beta-Casomorphin 7 (BCM-7) genannt und ist in seiner Wirkung sehr gut untersucht. Der Stoff, der im menschlichen Körper nicht selbst erzeugt wird, wirkt wie ein Opioid (Morphin) in vielen Organen, zum Beispiel auch im Gehirn, und wird mit vielen unterschiedlichen Krankheiten in Verbindung gebracht: Diabetes mellitus Typ 2, Erkrankungen des Herz-Kreislauf-Systems, Autismus bei Kindern, Suchtverhalten und neurodegenerative Erkrankungen. Als morphinähnliche Substanz wirkt es senkend auf den Blutdruck und reduziert Schmerzen. BCM-7 reagiert im Körper mit verschiedenen Opioid-Rezeptoren (vor allem im Gehirn) und hemmt so auch die Darmperistaltik, führt also zu Verstopfung. Nicht zuletzt beeinflusst es den Stoffwechsel verschiedener Mineralstoffe und hat eine morphinähnliche Wirkung im gesamten Körper.

BCM-7 wird vor allem bei einer beeinträchtigten Verdauungsleistung vermehrt gebildet. Das hängt einerseits mit der heutzutage häufigen Überforderung durch ein Zuviel an Milch und Milchprodukten zusammen, zum anderen mit verschiedenen Formen der Dysbiose (Pilz- und/oder Parasitenbelastung), mit Schwermetallbelastungen oder auch einfach mit einem Mangel an Mineralstoffen als wichtigen Co-Faktor bei Verdauungsprozessen (z. B. Zink!). BCM-7 erhöht auch die Bildung und Freisetzung von Histamin und letztlich entsteht ein „Leaky-Gut-Syndrom". Hier muss man betonen, dass immer dann, wenn ein Leaky Gut auftritt, auch damit zu rechnen ist, dass die Blut-Hirn-Schranke betroffen ist. Diese verhindert normalerweise, dass für das Gehirn potentiell schädliche Stoffe aus der Blutbahn ins Gehirn gelangen und weist bei Störungen im Zuge eines Leaky-Gut-Syndroms eine erhöhte Durchlässigkeit auf. Somit können auch die BCM-7 Moleküle (nahezu) ungehindert ins Gehirn vordringen, dort an die entsprechenden Rezeptoren binden und deren Wirkung entfalten.

All diese ungünstigen Wirkungen auf unseren Stoffwechsel lassen sich durch Verwendung von A2-Milch vermeiden. Verbreitet ist die A2-Milch zum Beispiel in Frankreich, weshalb französischer Käse für viele verträglicher ist als jener aus dem restlichen Europa. Auch in Neuseeland und Australien wurde durch Selektion der Milchkühe und die Verwendung anderer Rassen eine weitgehende Umstellung auf A2-Milchprodukte erreicht. Bei uns erfolgt diese Umstellung nur zögerlich und ist auf Eigeninitiative der Milchbauern zurückzuführen. Einige Bauern haben bereits auf A2-Milchkühe umgestellt und vermarkten ihre Produkte sehr erfolgreich (ab Hof). Hier sind also die Konsumenten – also wir alle – aufgefordert, solche Projekte und Initiativen zu unterstützen. Nur dann kann es gelingen, auch in der Milchindustrie ein Umdenken zu erreichen.

Interessant in diesem Zusammenhang ist weiters, dass Schaf- und Ziegenmilch mehrheitlich A2-Betacasein enthalten. Daher sind diese Produkte vielfach verträglicher als die herkömmlichen Kuhmilchprodukte. Dies gilt auch dann, wenn sich Ziegen- oder Schafmilch beim IgG-Test als unverträglich herausstellen. Zu erklären ist das damit, dass die Veränderung einer einzigen Aminosäure beim Labortest keine wesentliche Strukturveränderung des Peptids mit sich bringt und daher die Antikörper diese Veränderung nicht erkennen. Viel entscheidender ist jedoch, dass die wesentlich belastendere Wirkung für den Körper erst durch die Entstehung der BCM-7-Peptide im Verdauungsapparat hervorgerufen wird, welche beim Genuss von Schaf- und Ziegenmilch entfällt.

Falls Sie sowohl gegenüber Milchzucker als auch gegenüber A1-Betacasein eine Unverträglichkeit aufweisen, verbleiben als mögliche Milchprodukte zum Verzehr also Schaf-, Ziegen- und Büffelkäse.

Lebensmittel bei Unverträglichkeit von Kuhmilcheiweiß

unverträglich	verträglich
Kuhmilch	Schafmilch
Joghurt	Ziegenmilch
Sauerrahm/Saure Sahne	Büffelmilch
Crème fraîche	Stutenmilch
Käse	A2-Betacasein-Milch
Zusatzstoffe in Fertigprodukten, Medikamenten und Nahrungsergänzungen	Reis-, Sojamilch Hanfmilch Mandelmilch/-produkte

Gluten und die Formen der Unverträglichkeit

Eine Unverträglichkeit gegenüber Gluten gehört zu den häufigsten Lebensmittelintoleranzen. Dabei scheint in den letzten Jahren eine Zunahme derselben in der Bevölkerung stattgefunden zu haben.

Gluten, auch Klebereiweiß genannt, ist ein Sammelbegriff für ein Eiweißgemisch in bestimmten Getreidesorten. Gluten bildet mit Wasser die typische elastische, teigige Masse, die ein Gebäck auszeichnet. Sie entsteht durch die irreversible Bildung einer dreidimensionalen Proteinstruktur. Gluten hat für die Backeigenschaft des Mehls eine entscheidende Rolle, weshalb Brot üblicherweise aus glutenhaltigem Getreide hergestellt wird. Gluten ist auch dafür verantwortlich, dass durch Hefe oder Sauerteig entstehende Gärgase im Brot gehalten werden (Porenbildung) und das Brot seine charakteristische Form (Brotlaib) erhält und eine Kruste bildet. In handelsüblichem Weizenmehl sind ca. 13 Prozent Klebereiweiß enthalten, das das Zwei- bis Dreifache seines Eigengewichts an Wasser aufnehmen kann. Dies ergibt dann einen wasserhaltigen Kleberanteil von ca. 25 bis 35 Prozent. Gluten stellt mit rund 80 Prozent die größte Proteinfraktion des Getreides dar.

Glutengehalt von Getreide

Dinkel, Typ 630	10,3 g / 100 g
Weizen, Typ 405	8,7 g / 100 g
Roggen	3,2 g / 100 g
Hafer	5,6 g / 100 g
Gerste	5,6 g / 100 g

Formen einer Glutenunverträglichkeit

Zöliakie

Die Zöliakie wird auch glutensensitive bzw. gluteninduzierte Enteropathie genannt. Sie weist sowohl Merkmale einer Allergie als auch einer Autoimmunerkrankung auf. Kennzeichen sind die chronische Entzündung des Dünndarms mit umfassender Zerstörung der oberflächlichen Zellen der Darmschleimhaut. Oft tritt eine Zöliakie familiär gehäuft auf, was auf eine genetische (Mit-)Beteiligung bei der Krankheitsentstehung hindeutet. Tatsächlich finden sich bestimmte genetische Konstellationen, sogenannte Histokompatibilitätsantigene (HLA-DQ2, HLA-DQ7 oder HLA-DQ8) bei 99 Prozent der von Zöliakie betroffenen Personen. (Umgekehrt findet man in bis zu 25 Prozent der Bevölkerung eine dieser HLA-Konstellationen; die meisten der Betroffenen vertragen Gluten aber problemlos.)

Heute sind sowohl die sich nachteilig auswirkenden Proteinanteile als auch die daraus resultierenden Entzündungs- und Immunreaktionen weitgehend bekannt. Nachdem Gluten aus unterschiedlichen Formen von Eiweiß besteht, nämlich **Prolaminen** und **Glutelinen**, konnten die alkohollöslichen Prolamine als hauptsächliche Auslöser identifiziert werden. Im Weizen gehört **Gliadin** zu dieser Gruppe der Prolamine, im Roggen **Secalin** und in der Gerste **Hordein**. Diese Proteinfraktionen weisen u. a. einen hohen Anteil an der Aminosäure Glutamin auf und binden an das Antigen HLA-DQ2, was an der Darmschleimhaut zu komplexen Reaktionen führt. Der Effekt wird durch das Enzym Transglutaminase, der als Biokatalysator wirkt und die Reaktionen beschleunigt, noch verstärkt. Die Folge sind immunologische Reaktionen, im Zuge derer vermehrt entzündungsfördernde Botenstoffe wie Interleukin-2 (IL-2) und Interleukin-6 (IL-6), Interferon gamma (INF-γ) und Tumornekrosefaktor alpha (TNF-α) gebildet werden. Somit nimmt die Entzündung ihren Lauf und es entwickelt sich ein Leaky Gut mit einer intestinalen Autointoxikation (siehe auch S. 46 ff.).

Die Beschwerden treten bei Kleinkindern schon sehr früh auf und betreffen natürlich vorrangig den Verdauungsapparat. Geblähter Bauch, Durchfall, Fettstuhl, Erbrechen, Appetitstörungen, mangelnde Gewichtszunahme und allgemeine Entwicklungsverzögerungen sind nur einige der Merkmale. Hinzu kommt, dass die Kinder oft missmutig, gereizt und rasch erschöpft sind. Manchmal kommen erste Hinweise auch vom Zahnarzt: Beim Zahnwechsel finden sich typische Schmelzdefekte an den bleibenden Zähnen (weiß-gelb-braune Flecken).

Wird bei Kindern eine Zöliakie nicht erkannt, kommt es aufgrund der Entzündung des Dünndarms zur Störung der Resorption von Nährstoffen und damit Mangelsymptomen und Entwicklungsstörungen unterschiedlichster Art. Auffallend und auch häufig sind typische Veränderungen an der Darmschleimhaut mit einer sogenannten „Zottenatrophie“. Dies bedeutet, dass sich die aktive Oberfläche des Darms verringert.

Eine glutenfreie Diät ermöglicht die Regeneration und einen Rückgang der Symptomatik.

Ein Lebensmittel gilt als glutenfrei, wenn es weniger als als 2 mg Gluten pro 100 g Lebensmittel enthält. Glutenfrei sind beispielsweise Reis, Mais, Hirse, Amarant, Quinoa und Buchweizen.

Seitan hingegen, das als Fleischersatz sehr beliebt ist, ist reines Gluten.

Glutensensitive Enteropathie/Glutenintoleranz

Die Zöliakie hat zwei Manifestationsalter: Das Säuglingsalter – das ist die klassische Form der Zöliakie – sowie das vierte Lebensjahrzehnt. Dies legt den Schluss nahe, dass neben den genetischen auch noch andere Einflüsse bestehen müssen, damit eine Glutensensitivität entsteht. Hier mögen wieder individuelle Ausprägungen der immunologischen Reaktion eine Rolle spielen. Andererseits ist aber auch bekannt, dass das frühe Zufüttern von glutenhaltigen Getreideprodukten am Anfang unseres Lebens das Risiko für eine spätere Glutenempfindlichkeit erhöht.

Hinzu kommen noch Infektionen mit verschiedenen Erregern wie Viren (Retroviren), Parasiten oder Pilzen, die als Co-Faktoren für die Entstehung einer Glutensensitivität gelten. Dies bestätigen nicht zuletzt unsere eigenen Erfahrungen mit Patienten nach Lamblieninfektion und passagerer, also nur vorübergehend auftretender, Glutenunverträglichkeit.

Auch Stress und Alkohol (alkoholische Gärung im Rahmen von Fehlverdauung) erhöhen die Aktivität der Transglutaminase und sind sicher an der Entstehung einer Glutenunverträglichkeit mitbeteiligt.

Anhand all dieser Faktoren wird klar, dass die Zöliakie beim Kind erstmal eine Form einer Glutenintoleranz darstellt. Möglicherweise entwickelt sich auf dem Boden einer genetischen Konstellation in Kombination mit entsprechenden Lebensstilfaktoren auch bzw. erst im Erwachsenenalter eine Glutenintoleranz. Aus diesem Grund spricht man heute von den verschiedenen Verlaufsformen einer Zöliakie und bezeichnet diese als klassische, symptomatische, subklinische, potentielle oder refraktäre Zöliakie.

Auch ist eine Glutenintoleranz oft mit dem Auftreten anderer Erkrankungen verknüpft. Dazu gehören Diabetes mellitus (Typ I), Hashimoto-Thyreoiditis oder Dermatitis mit Juckreiz. Dies bedeutet, dass wir praktisch bei allen chronischen Erkrankungen damit rechnen müssen, dass eine Glutenintoleranz beim Auftreten der jeweiligen Beschwerden zumindest mitbeteiligt sein könnte.

Eine Glutenintoleranz kann also praktisch in jedem Alter auftreten. Frauen sind etwas häufiger betroffen als Männer. Vor allem Personen mit unspezifischen Beschwerden wie chronischer Müdigkeit, allgemeinem Krankheitsgefühl, Erschöpfung, Nervosität, Gelenksentzündungen und allen möglichen Arten der Verdauungsstörung sollten die Möglichkeit einer vorliegenden Glutenintoleranz in Betracht ziehen. Vor allem dann, wenn sie mit unterschiedlicher zeitlicher Latenz nach Infektionserkrankungen auftreten.

Diagnostik der Glutenintoleranz

Um eine Zöliakie diagnostizieren zu können, stehen heute verschiedene serologische Tests (Blutuntersuchungen) zur Verfügung. Bei diesen wird die spezifische Entzündungsreaktion mittels eines Antikörpertests nachgewiesen. Der sicherste Nachweis ist die Bestimmung der Autoantikörper gegen Gewebsglutaminase. (Autoantikörper werden vom Immunsystem gebildet und richten sich gegen körpereigenes, gesundes Gewebe. Sie sind daher auch ein typisches Merkmal bei Autoimmunerkrankungen.) Der Test weist sowohl eine hohe Spezifität (positives Ergebnis bedeutet das Vorliegen einer Erkrankung) als auch eine hohe Sensitivität (die Erkrankung wird durch den Test erkannt) auf.

Im Rahmen einer Biopsie der Dünndarmschleimhaut werden die Gewebsveränderungen im Mikroskop sichtbar und so der Grad der Entzündung und der Schleimhautatrophie, sofern vorhanden, bestimmt. Und auch die Bestimmung der Histokompatibilitätsantigene DQ2, DQ7 und DQ8 haben Bedeutung für die Abschätzung des Risikos, an einer Zöliakie erkrankt zu sein.

Für die leider zahlreichen Fälle, wo all diese Untersuchungen keine Klarheit ergeben, stehen heutzutage neben einer Testung der IgG-Reaktion auf Gluten noch weitere biologische Verfahren wie der Muskeltest im Rahmen einer FMD zur Verfügung, um eine Glutenintoleranz zu erkennen. Letzterer ist immer die schnellere, einfachere und vor allem kostengünstigere Variante.

Gluteomorphine

Ähnlich wie beim Abbau von Casein Casomorphine entstehen, so können auch beim Verdauungsvorgang von Gluten exogene Opioidpeptide – Gluteomorphine oder Gliadorphine genannt – entstehen. Diese morphinähnlichen Stoffe werden normalerweise im Verdauungsapparat vollständig abgebaut. Bei einer entzündlichen Reaktion im Rahmen eines Leaky Guts allerdings können sie aufgenommen und über die ebenfalls beeinträchtigte Blut-Hirn-Schranke ins Gehirn gelangen, dort an Rezeptoren binden und eine opioidähnliche Reaktion hervorrufen.

Die Bildung solcher Gluteomorphine hat also primär nichts mit einer Glutenintoleranz zu tun, sondern entsteht immer im Rahmen des Verdauungsprozesses. Übermäßige Zufuhr durch Lebensmittel sowie eine Schwäche oder Überforderung der Verdauungsenzyme begünstigen diesen Prozess. Als lokale Wirkung der Opioide ist eine reduzierte Darmperistaltik bekannt, was folglich auch für die Gluteomorphine gilt.

Diese Faktoren scheinen übrigens bei autistischen Kindern eine wesentliche Rolle zu spielen. Möglicherweise besteht auch ein Zusammenhang zwischen einer genetisch bedingten Enzymschwäche oder Defekten der proteolytischen (eiweißspaltenden) Enzyme und manchen Formen der Schizophrenie. Wenn auch vieles noch nicht eindeutig geklärt ist, so spricht doch die Erfahrung dafür, dass zumindest bei diesen Erkrankungen eine glutenfreie und gegebenenfalls auch caseinfreie Diät als unterstützende Therapie hilfreich sein könnte.

Amylase-Trypsin-Inhibitoren (ATI)

Im Rahmen der Glutensensibilität wird die Bedeutung der sogenannten Amylase-Trypsin-Inhibitoren (ATI) diskutiert. Dabei handelt es sich um eine Gruppe von

Eiweißmolekülen, die vor allem in Weizen, aber auch anderen glutenhaltigen Getreide vorkommen. Ihre natürliche Funktion besteht in der Abwehr von Parasiten durch Hemmung des Eiweißabbaus im Getreidekorn. Nehmen wir nun diese ATI mit der Nahrung zu uns, werden sie im Verdauungsapparat nur sehr schwer abgebaut. Dadurch können einerseits Fehlverdauungsprozesse entstehen, gleichzeitig aber erfolgt auch eine Aktivierung des Immunsystems über bestimmte Rezeptoren, sogenannte Toll-Like-Rezeptoren (TLR). Diese Immunreaktion kann in weiterer Folge für verschiedene Symptome außerhalb des Verdauungsapparates verantwortlich gemacht werden wie z. B. Müdigkeit, Konzentrationsmangel, Migräne, Gelenksbeschwerden und vieles mehr.

Die ATI waren und sind immer Bestandteil des Getreideproteins. Allerdings ist der ATI-Gehalt in Getreide durch verschiedene Züchtungen, vor allem beim Weizen, auf das bis zu Drei- bis Vierfache stark angestiegen. Alte Weizensorten, wie zum Beispiel Einkorn, sind nahezu ATI-frei; auch glutenfreies Getreide beinhaltet nur wenig ATI.

Letztlich ist es einerlei, welcher Bestandteil der glutenhaltigen Getreide die Unverträglichkeitsreaktion auslöst. Wichtig ist immer, eine Karenz einzuhalten. Nur dadurch gelingt es, die Immunreaktion zum Abklingen zu bringen und die Symptomatik langfristig und nachhaltig zu bessern.

Lebensmittel bei Glutenintoleranz

unverträglich	verträglich
Weizen, Dinkel	Amarant
Roggen, Hafer	Buchweizen
Gerste, Bulgur	Hirse
Hartweizen	Mais
Kamut, Grünkern	Quinoa
Couscous	Reis
Malzkaffee	
Wurstwaren	
Fertiggerichte	
Sojasoße	

FODMAP und der Reizdarm

Die Abkürzung „FODMAP" steht für „fermentierbare Oligo-, Di- und Monosaccharide sowie Polyole – also fermentierbare Einfach- und Mehrfachzucker, welche vergoren werden können, und mehrwertige Alkohole (Polyole), von denen man annimmt, dass sie ursächlich für Reizdarmbeschwerden sein können.

Gibson und Shepherd konnten 2010 in einer klinischen Studie (siehe Literaturverzeichnis) zeigen, dass mit der Einhaltung einer „FODMAP-reduzierten Diät" auch Reizdarmbeschwerden reduziert werden. Diese Erkenntnisse stimmen mit den Erkenntnissen des VIVAMAYR-Prinzips überein, wonach ein Zuviel an Kohlenhydraten in der Ernährung zu alkoholischen Gärungsprozessen, einem Leaky Gut und damit zur Reizdarmsymptomatik und möglichen Lebensmittelintoleranzen führt.

Zu diesen „darmbedenklichen" FODMAP-Kohlenhydraten gehören Laktose (Milchzucker, siehe auch Seite 74 ff.), Fruktose (Fruchtzucker, siehe auch Seite 70 ff.), Fruktane und Galaktane (Mehrfachzucker) sowie Sorbit und Mannit (Zuckeralkohole).

Die Fruktoseverarbeitung im Körper hängt eng mit **Sorbit** zusammen, da Sorbit den Fruktosetransporter GLUT5 komplett hemmt; Xylit, ein weiterer Zuckeralkohol, macht dies nur teilweise. Sorbit ist zum einen in vielen Obstsorten wie Pflaumen, Äpfeln und Birnen enthalten, es findet sich aber auch in zuckerfreien und -reduzierten Lebensmitteln, z. B. für Diabetiker. In vielen Fertigprodukten und Arzneien wird Sorbit als E420 bei den Zutaten bzw. Inhaltsstoffen angeführt. Genaue Mengenangaben, ab wann Sorbit zu einer Unverträglichkeit führt, können nicht gemacht werden, da die Toleranzgrenze individuell und sehr unterschiedlich ist. Die Wirkung entfaltet sich zum Beispiel durch eine vollständige Blockade der Fruchtzuckeraufnahme und ist indirekt zu sehen.

Sorbit in Lebensmitteln in mg / 100 g

Heidelbeeren	2
Himbeeren	9
Erdbeeren	30
Trauben	200
Äpfel	510
Marillen/Aprikosen	820
Rosinen	850
Pfirsiche	890
Weichseln	900
Datteln	1.350
Pflaumen	1.400
Kirschen	1.600
Birnen	2.170

Auch der Genuss von Bier und Wein sollte reduziert werden, da diese Getränke 2 bis 6 mg Sorbit je 100 ml enthalten. Auch ist zu bedenken, dass Trockenfrüchte mehr Sorbit je Menge enthalten als frisches Obst, da durch die Trocknung, also den Wasserentzug, die Konzentration von Sorbit ansteigt.

Als **Fruktane** bezeichnen wir Verbindungen von Kohlenhydraten, die im Wesentlichen aus Fruktose aufgebaut sind und als Speicherkohlenhydrate in Pflanzen wie Weizen, Roggen, Knoblauch oder Zwiebeln vorkommen. Grundsätzlich können wir nicht alle Verbindungen dieser Kohlenhydratgruppe verdauen, weshalb solche Substanzen auch als Süßstoff für Diabetiker verwendet werden. Bleiben diese aber vermehrt im Darm zurück, so werden sie von den Darmbakterien vergoren und führen zu den hinlänglich bekannten Beschwerden.

Galaktane sind mehr oder weniger ident mit den Fruktanen, bestehen allerdings aus Galaktose(Schleimzucker)-Verbindungen. Galaktose bildet gemeinsam mit Glukose den Zweifachzucker der Milch: die Laktose (Milchzucker). Galaktane finden sich vor allem in Hülsenfrüchten, werden aber auch als Lebensmittelzusatz, Füllstoff oder Gelier- und Verdichtungsmittel verwendet.

Polyole sind vor allem als Süßstoffe in Verwendung. Dazu gehören Isomalt (E953), Mannitol (E421) und Xylit (Xylitol, E967). Sie sind aber auch in verschiedenen Obstsorten vorhanden.

Xylit dient als Zuckeraustauschstoff und zeichnet sich durch eine günstige, weil hemmende Wirkung auf die Entwicklung von Karies aus. Es wird auch Birkenzucker genannt und ist Bestandteil vieler Gemüsesorten wie Blumenkohl oder Früchte wie Pflaumen, Erdbeeren und Himbeeren. Xylit entsteht m Rahmen des Kohlenhydratstoffwechsels auch in unserem Körper: Pro Tag werden vor allem in der Leber bis zu 15 Gramm synthetisiert. Xylit wird wie Zucker über Insulin verstoffwechselt, allerdings wird dafür weniger Insulin benötigt, weshalb es bei Personen mit Diabetes mellitus eingesetzt wird. Da Xylit viel Wasser bindet, hat es auch eine abführende Wirkung. Durch die langsame Resorption von Xylit werden etwa zwei Drittel der aufgenommenen Menge von den Darmbakterien verstoffwechselt. Dies wiederum führt zu einer möglichen Entzündung und einem Leaky Gut.

Ähnliches gilt für **Mannit** (Mannitol) – ebenso ein Zuckeralkohol, der als Zuckeraustauschstoff verwendet wird. Unter den Lebensmitteln haben insbesondere Feigen und Oliven höhere Mannitkonzentrationen. Darüber hinaus hat es medizinische Bedeutung als Diuretikum, wird also vielfach zur Wasserausscheidung genutzt. Mannit ist aber auch ein mildes Abführmittel und kommt als Kontrastmittel bei verschiedenen Untersuchungen zum Einsatz.

Gemein haben all diese Zuckermoleküle und deren Verbindungen die bakterielle Zersetzung im Verdauungsapparat bzw. die Blockade bestimmter Enzymsysteme des Körpers. Weiters wissen wir, dass Polyole immer auch natürlich im Zuckerstoffwechsel entstehen, dass diese aber bei übermäßiger Zufuhr bzw. Bildung zu einer Veränderung der Strukturen in der Grundsubstanz (siehe Seite 43 ff.) führen. Polyole sind auch Klebstoffe, welche den flexiblen Solzustand (flüssig) der Grundsubstanz in einen Gelzustand verwandeln. Der Ausdruck „Gelose" bei Auftreten von muskulären Verspannungen spiegelt dies wider. Dieser Gelzustand ist mit einer Behinderung des Stoffaustausches verbunden, sodass sich Nachteile für den gesamten Organismus ergeben. Dies erklärt schließlich die höchst unterschiedlichen Beschwerden, die im Rahmen solcher Unverträglichkeiten auftreten können: Jeder entwickelt seine individuelle Symptomatik an den individuellen Schwachstellen.

Unverträglichkeit von Nachtschattengewächsen

Zu den Nachtschattengewächsen gehören eine Reihe von Pflanzen, die zum Teil als Zierpflanzen, aber auch als Nahrungsquelle Verwendung finden. Manche enthalten verschiedene Alkaloide und Steroide, weshalb diese auch Bedeutung als Medizin-, Rausch- und Kulturpflanzen haben. Die Früchte sind meist Beeren oder Kapselfrüchte.

Die **Alkaloide**, die in den als Rauschmittel bekannten Nachtschattengewächsen enthalten sind, stellen eine Art Schutz vor Fressfeinden dar. Sie wirken in erster Linie auf das zentrale Nervensystem und rufen beim Menschen Halluzinationen, mitunter sogar Drogenpsychosen hervor. Ihre Verwendung ist seit dem Altertum bekannt, manche finden auch in der Medizin Anwendung, zum Beispiel als Homöopathika. Die Alraune (Mandragora officinarum), die Tollkirsche (Atropa belladonna), das Bilsenkraut (Hyoscyamus) oder auch die Engelstrompete (Brugmansia) sind einige dieser Vertreter. Die am häufigsten verwendete Rauschpflanze aber ist der Tabak.

Die wichtigsten Nahrungsmittel aus dieser Gruppe sind die Kartoffel, die Tomate, die Aubergine, Paprika und Chili, die Goji-Beeren sowie zahlreiche Gewürze wie

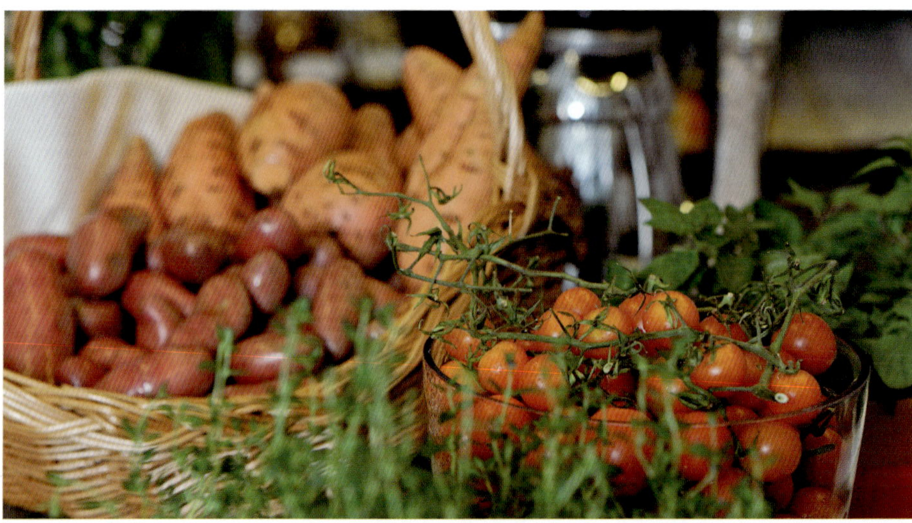

der Pfeffer. Auch diese Lebensmittel enthalten prinzipiell ähnliche Alkaloide wie die Medizin- oder Rauschpflanzen. Zwar kann durch die Art der Zubereitung die Wirkung abgeschwächt bzw. verändert werden, dennoch können die Alkaloide in unserem Verdauungsapparat Entzündungen hervorrufen. Somit sind diese Lebensmittel wieder potentielle Auslöser eines Leaky-Gut-Syndroms und können so weitere Lebensmittelunverträglichkeiten hervorrufen. Außerdem kann das in Nachtschattengewächsen enthaltene **Solanin** das für das Gehirn und den Stoffwechsel im Allgemeinen wichtige Enzym Cholinesterase hemmen und so die Funktion von Nervenzellen beeinflussen. Durch eine intensive Entzündung an der Darmschleimhaut besteht weiters die Möglichkeit, dass die Barrierefunktion des Darms gestört wird. Bei Kartoffeln ist zu beachten, dass die Menge des Alkaloids Solanin durch die Keimung ansteigt. Daher sind auskeimende Kartoffeln für empfindliche Menschen tabu und am besten von jedem zu meiden. Aus dem gleichen Grund sollten Kartoffeln auch immer dunkel gelagert werden, da Licht die Keimung fördert. Im Extremfall einer Solaninvergiftung kann blutiger Stuhl auftreten und im schlimmsten Fall ist sogar ein tödlicher Ausgang möglich.

Unreife und junge Lebensmittel haben mehr Alkaloide und führen daher zu stärkeren Symptomen als reife. So können zum Beispiel junge Tomaten Gelenksentzündungen hervorrufen, welche durch das ebenfalls in den Tomaten befindliche Oxalat noch verstärkt werden. Zusätzlich finden sich in Nachtschattengewächsen sogenannte **Lektine**, welche ebenfalls zu den natürlichen Abwehrstoffen der Pflanzen zählen. Einige Lektine werden auch medizinisch genutzt wie jene aus der Mistel in der Krebstherapie, allgemein zählen sie aber zu den „Problemstoffen" in Lebensmitteln. Es gibt auch Hinweise, dass Lektine mit verschiedenen Blutgruppenantigenen reagieren und so zu gesundheitlichen Störungen führen können; der amerikanische Naturheilkundler Peter D'Adamo hat zum Thema der Blutgruppendiät zahlreiche Bücher verfasst. Es scheint, dass Lektine aus der Kartoffel eher mit den Blutgruppen 0 und A, und jene aus der Tomate eher mit den Blutgruppen A und B reagieren. Obwohl Lektine im Zuge des Verdauungsvorgangs weitgehend abgebaut werden, können sie bei Störung desselben zu massiven Beeinträchtigungen im Verdauungsapparat führen. Dadurch besteht wieder die Möglichkeit, dass sie ein Leaky-Gut-Syndrom auslösen. In weiterer Folge scheinen sie bei der Entstehung von chronischen entzündlichen Erkrankungen wie Arthritis, Arteriosklerose oder chronischen Darmentzündungen sowie Akne, Osteoporose, Schlafstörungen und vielen anderen Erkrankungen beteiligt zu sein.

Die Halbwertszeit der Alkaloide liegt bei einigen Stunden bis Tagen. Daher dauert es auch eine gewisse Zeit, bis ihre Wirkung völlig abklingt. Die Ausscheidung erfolgt primär über den Darm, da die Leber die Alkaloide nur mühsam und unzureichend abbauen kann. Nachdem es durch die ständige Zufuhr unterschiedlichster Nachtschattengewächse über die Nahrung zu einem Summationseffekt kommt, müssen Nachtschattengewächse gegebenenfalls für einige Zeit strikt vermieden werden, um die Symptome zu reduzieren.

Nachtschattengewächse und ihre Alternativen

unverträglich	verträglich
Chili	Kürbis
Goji-Beere	Pastinake
Kartoffel	Süßkartoffel
Melanzani	Topinambur
Paprika	Wurzelgemüse
Pfeffer	Maisstärke
Tomate	
Tabak	

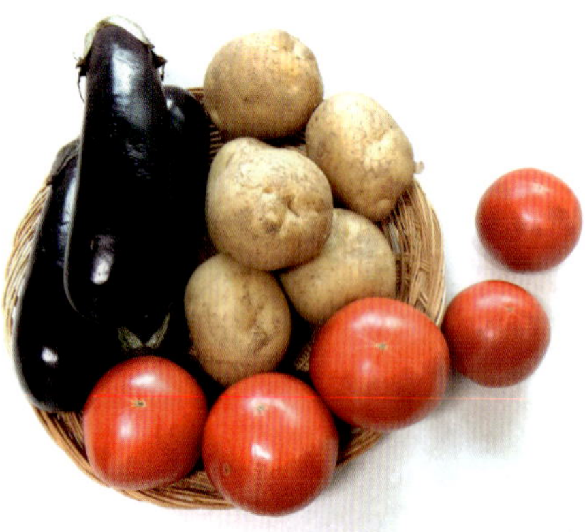

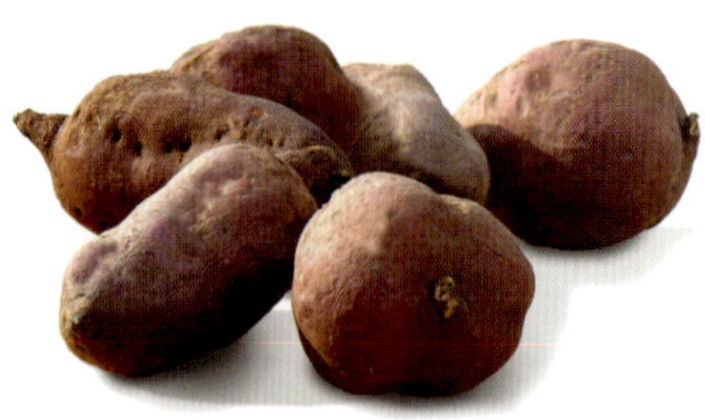

Acetylsalicylsäure-Intoleranz (ASS-Intoleranz) und ihre Folgen

Acetylsalicylsäure (ASS) ist unter dem Handelsnamen Aspirin® weltweit bekannt und seit mehr als 100 Jahren im medizinischen Einsatz. 1897 wurde ASS vom deutschen Chemiker und Apotheker Felix Hoffmann erstmals in chemisch reiner Form hergestellt. Ihre Wirkung als schmerz- und entzündungshemmendes Mittel war seit langem bekannt. In der Zwischenzeit wird es auch millionenfach zur Verbesserung der Fließeigenschaften des Blutes eingesetzt. War die Wirkung der ASS schon den griechischen Ärzten der Antike bekannt – Aufgüsse aus der Rinde des Weidenbaumes (lat.: Salix) wurden zur Behandlung von Entzündungen eingesetzt –, so konnte die Wirkweise erst spät, Anfang der 70er Jahre, vom britischen Biochemiker und Pharmakologen John Vane aufgeklärt werden. Heute steht in jedem Lehrbuch der Pharmakologie, dass ASS den Fettstoffwechsel beeinflusst. Genau genommen wird ein Enzym blockiert, das entzündungsfördernde Botenstoffe, sogenannte Prostaglandine, aus Fettsäuren produziert.

Neben all den hilfreichen Eigenschaften der ASS gibt es natürlich auch einige ungünstige Wirkungen. So wurden bereits 1902 erste Zeichen einer Unverträglichkeit in Form eines Schocks berichtet. Diese Reaktion scheint vor allem bei bestehender allergischer Prädisposition zum Tragen zu kommen. Allergische Reaktionen auf ASS sind als Samter-Trias oder auch Morbus Widal bekannt: Nach der Einnahme von ASS können bei Patienten neben der Unverträglichkeitsreaktion gegenüber Salicylaten auch Asthma und Nasenpolypen auftreten. Unter den Asthmatikern beträgt der Anteil der ASS-Intoleranz 8 bis 10 Prozent, bei Patienten mit Nasenpolypen immerhin 6 bis 15 Prozent. Ursächlich scheint eine Enzymschwäche im sogenannten Leukotrien-Stoffwechsel zu sein. Dieselben Symptome können auch bei anderen Medikamenten aus der Gruppe der nicht-steroidalen Antirheumatika (NSAR) auftreten. Belastend sind vor allem Diclofenac, Ibuprofen, Indometacin, Piroxikam und Paracetamol in größeren Mengen. Als Alternative kommen Pentazocin, Tramadol oder Tilidin aus der Gruppe der Opioidanalgetika in Frage.

Die Auswirkung von Medikamenten ist nur ein Aspekt bei ASS-Intoleranzen. Wir finden ASS nämlich auch in zahlreichen Lebensmitteln, wobei der Gehalt derselben

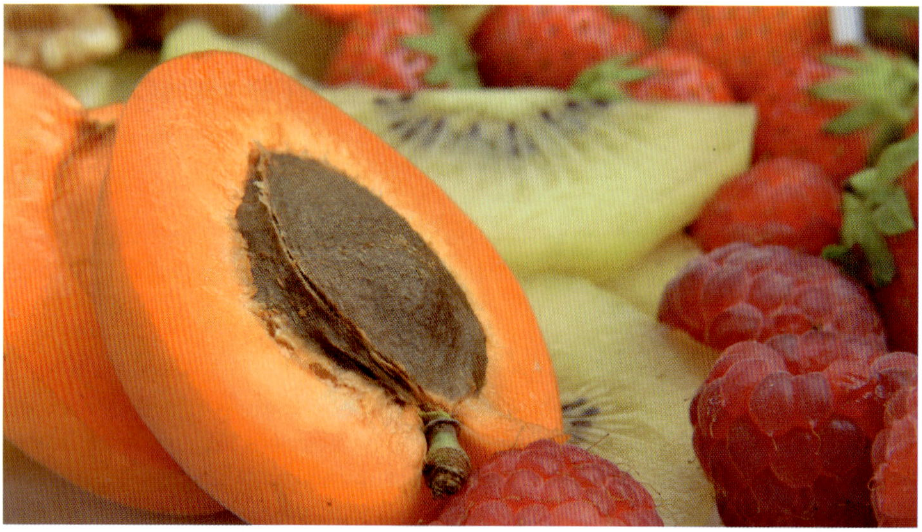

je nach Anbauart des Lebensmittels Schwankungen unterliegt. Besonders viel Salicylat findet sich beispielsweise in Obst (Himbeeren, Johannisbeeren, Datteln, Marillen/Aprikosen, Orangen, Ananas etc.), in Gemüse (Oliven, Champignons, Rettich, Zucchini etc.) sowie in verschiedenen Kräutern und Gewürzen. Bedeutsam ist weiters, dass Personen mit einer ASS-Intoleranz oft auch auf sulfidhaltige Lebensmittel sowie Butyrate reagieren. Somit rufen auch getrocknete und vor allem geschwefelte Früchte bei den betroffenen Personen heftige Reaktionen hervor.

Für die Diagnostik der ASS-Intoleranz ist die Erhebung eines Fettsäurestatus unerlässlich: Wenn eine Enzymschwäche im Fettstoffwechsel als Ursache vorliegt, kann nämlich durch Optimierung der Zufuhr von hochungesättigten Fettsäuren die Symptomatik günstig beeinflusst werden. Zusätzlich ist eine optimale orthomolekulare Begleittherapie notwendig, um die Entzündungsreaktion zum Abklingen zu bringen und den Fettstoffwechsel auszugleichen (langfristig ist ein optimales Verhältnis von Omega-3- zu Omega-6-Fettsäuren notwendig). Und natürlich ist die Vermeidung der entsprechenden Lebensmittel am Anfang unerlässlich. Erst später können kleinste Mengen wieder vertragen werden.

Zeitlicher Ablauf der Therapiemaßnahmen

Die Planung des zeitlichen Rahmens der Behandlung ist gerade bei allergischen Erkrankungen besonders wichtig. Im Sinne des VIVAMAYR-Prinzips wird es bereits am Anfang wichtig sein, den zeitlichen Rahmen so zu stecken, dass eine Regeneration des Verdauungsapparates und des Immunsystems möglich werden. Wenn einzelne Lebensmittelintoleranzen auch rasch und effektiv behandelt werden können, erfordert die Therapie generell ein Denken und Handeln in längeren Zeiträumen. Eine schnelle Lösung – ein „quick fix" sozusagen – ist kaum möglich. Im Gegenteil: Oft führt nur ein Mehrjahresplan zum gewünschten langfristigen Erfolg. Das bedeutet nicht, dass über längere Zeiträume intensive diätetische und medikamentöse Therapien erfolgen müssen, sondern nur, dass immer wieder therapeutische Impulse zum Zwecke der Rhythmisierung im Sinne des VIVAMAYR-Prinzips gesetzt werden sollten. Die Kombination von stationären und ambulanten Therapiemaßnahmen ist besonders empfehlenswert.

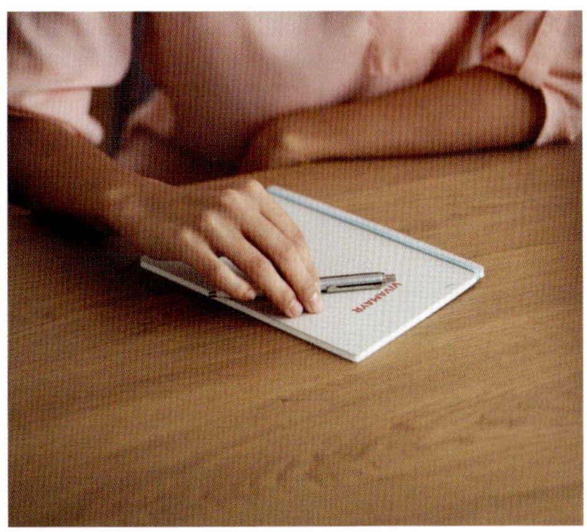

Sinnvoll erscheint eine initiale Therapiedauer von vier Wochen, welche anfänglich stationär und intensiv erfolgen kann. Nach zwei, besser jedoch drei Wochen kann die stationäre Therapie in eine ambulante Betreuung übergehen. Je nach Beschwerdebild sind regelmäßige Kontrollen in maximal dreimonatigen Abständen empfehlenswert. In der Anfangsphase gilt es, die Situation des Verdauungsapparates soweit zu verbessern, dass ein Leaky Gut deutlich reduziert wird. Sofern eine Dysbiose (Bakterien-, Candida- oder Parasitenbelastung) vorliegt, hat diese Priorität in der Behandlung. Allerdings darf die Behandlung einer Candidose nicht mehr als vier bis maximal sechs Wochen in Anspruch nehmen. Gelingt es innerhalb dieses Zeitraums nicht, die Pilzbelastung zu eliminieren, ist von einer Therapieblockade (Schwermetallbelastung, Herd-/Störfeldgeschehen etc.) auszugehen. Diese muss dann in die Behandlungsstrategie miteinbezogen werden. Parasitosen sollten eigentlich etwas rascher zu behandeln sein, allerdings ist durch die Generationszyklen der Parasiten – eventuell auch mehrmals – eine Wiederholung der Therapie erforderlich.

Entsprechend der bereits dargestellten individuellen Vorgangsweise im Rahmen des VIVAMAYR-Prinzips kann die initiale Therapiephase sowohl eine strenge als auch eine milde diätetische Maßnahme beinhalten. Bei Reaktionen auf Histamin wird es jedoch immer notwendig sein, diese durch orthomolekulare Unterstützung auf positive Weise zu beeinflussen. Auf der Diätetik-Seite ist es wichtig, die als unverträglich identifizierten Lebensmittel anfangs möglichst konsequent zu vermeiden. Dabei gibt es einen grundsätzlichen Unterschied zwischen einer reinen Histaminintoleranz sowie einzelnen Intoleranzen in Bezug auf bestimmte Lebensmittel:

Besteht lediglich eine Histaminintoleranz, so ist es ausreichend, histaminreiche Lebensmittel mengenmäßig zu reduzieren, sofern keine ausgeprägte Sensibilität besteht. Einzelne, als unverträglich erkannte Lebensmittel hingegen sind komplett zu meiden. Besonders wichtig ist dies, wenn es sich um Milchprodukte, Gluten, Hefe, Fruchtzucker, Milchzucker sowie diverse Nüsse handelt. Wie lange der Betroffene gänzlich verzichten sollte, kann bei Unverträglichkeiten bestimmter Lebensmittel nur geschätzt werden.

Für einzelne Lebensmittel gelten folgende Richtlinien:

Milchprodukte, Gluten, Nüsse: nicht unter 3 Monaten, häufig auch etwas länger

Milchzucker: meist langfristig

Fruchtzucker: einige Wochen bis 2 Monate

Hefe: max. 4 Wochen

Nach der initialen Therapiephase ist es empfehlenswert, einen Tag pro Woche zum Beispiel als „Entlastungstag" zu gestalten. Dies entspricht im Wesentlichen einem Tag, wie er bereits in der initialen Therapiephase mit entsprechender Reinigung und Reduktion der zugeführten Lebensmittel durchgeführt wurde. Das trägt dazu bei, ein Leaky Gut zu heilen bzw. einer erneuten Ausbildung dessen vorzubeugen. Über ein Jahr betrachtet ergeben sich auf diese Weise 52 Therapietage, wobei der wesentliche Faktor in der regelmäßigen rhythmischen Entlastung besteht. Daher sollte es sich bei diesem Tag pro Woche immer um den gleichen Tag handeln.

Hilfreich ist auch, wenn in regelmäßigen Abständen (alle drei bis vier Monate) eine Kontrolle der Reaktion auf bislang unverträgliche Lebensmittel sowie einer eventuellen Dysbiose erfolgt. Stellt man dann fest, dass Lebensmittel wieder vertragen werden, ist ein langsames Wiedereinbauen in den Speiseplan möglich. Dies sollte auf dem Wege einer Rotation mit entsprechenden Pausen erfolgen.

Beispiel:
Wird nach einer gewissen Zeit Gluten wieder vertragen, so empfiehlt es sich, die glutenhaltigen Getreide rotierend und in kleinen Mengen wieder auf den Speiseplan zu setzen. Beispielsweise mit einer Hafer-Mahlzeit am ersten Tag, am nächsten Tag eine Mahlzeit mit Dinkel, dann eine mit Roggen und zuletzt mit Weizen. Danach beginnt man wieder von vorne – vorausgesetzt, es liegt weiterhin eine gute Verträglichkeit vor.

Ähnlich kann mit Milchprodukten umgegangen werden, wobei hier anfänglich Butter und Schlagobers/Schlagsahne gegessen werden können, da diese am wenigsten Eiweiß enthalten. Erst am Schluss darf man wieder zu Käse greifen.

Bei Milchzucker sollte man sich – zumindest mengenmäßig – eher langfristig einschränken. Da die Aktivität des Enzyms selten völlig aufgehoben wird, sollten kleinste Mengen, ab und zu genossen, keine Probleme bereiten. Allerdings merken Betroffene ohnehin rasch, wenn ihre individuelle Grenze der Verträglichkeit überschritten wird.

Spätestens nach einem Jahr sollte eine Wiederholung der intensiven Therapiephase erfolgen. Dies kann erforderlich sein, wenn zum Beispiel wieder einzelne Lebensmittelunverträglichkeiten auftreten, jedenfalls aber ist es im Sinne der Prophylaxe empfehlenswert. Das langfristige Ziel ist, die Störung eines Leaky Gut auf diese Weise vollständig auszukurieren. Erst wenn der Verdauungsapparat wieder seine Barrierefunktion erfüllt und alle Verdauungsprozesse im Inneren des Darms wieder vollständig und sozusagen zeitgerecht ablaufen, werden alle Lebensmittelintoleranzen abklingen. Ist dies nicht der Fall, wird es ständig zur Wiederkehr von Beschwerden kommen.

Unterstützung durch Orthomolekularmedizin

Bei vielen, wenn nicht allen Formen einer Allergie bzw. Intoleranz werden wir Defizite von Mineralstoffen, Spurenelementen und/oder Vitaminen finden. Bei den meisten Patienten ist aber eine deutliche Verbesserung der Beschwerden durch die Gabe der richtigen orthomolekularen Substanz zu verzeichnen. Im praktischen Vorgehen ist Folgendes wichtig: Um die individuelle Verträglichkeit therapeutisch relevanter Arzneien zu überprüfen, ist eine Funktionelle Myodiagnostik (FMD) hilfreich und zielführend. Denn vielfach ist zwar die Wirksubstanz, z. B. Zink, absolut notwendig, aber in der pharmazeutischen Zubereitung werden zusätzlich Füllstoffe, Bindemittel und diverse Hilfsstoffe verwendet. Wenn das Immunsystem auf diese Zusatzstoffe reagiert, kann es passieren, dass es im Endeffekt nicht zu einer Reduktion der Beschwerden kommt, sondern zu einer verstärkten Allergiesymptomatik. Daher muss man sich als Arzt angewöhnen, nur orthomolekulare Reinsubstanzen zu testen und in weiterer Folge nur die wirksamen Stoffe zu verwenden. Als Patient wiederum sollte man darauf achten, dass eine Überprüfung mittels FMD vorgenommen wird. Denn nur auf diese Weise kann es gelingen, die Beschwerden zu lindern.

Pulver ohne Zusatzstoffe oder Kapseln, bei deren Öffnung der Inhalt leicht herausrieselt, sind grundsätzlich günstiger als Tabletten oder Filmtabletten mit Überzug.

Folgende orthomolekulare Substanzen spielen bei der Allergie eine wichtige Rolle:

Zink

Zink kommt als zentrales Mineral in vielen Enzymsystemen vor. Es beeinflusst die Wirkung des Thymus als immunkompetentes Organ und unterstützt die Hormonproduktion der Nebenniere (Kortison, Progesteron). Außerdem wirkt Zink im Säure-Basen-Haushalt, neutralisiert Schwermetalle und spielt bei allen Erkrankungen der Haut oder deren Anhangsgebilde (Haare, Nägel) eine wichtige Rolle. Das Mineral wird bei einer Candidose oder Parasitose verbraucht und fehlt bei Fruktosemalabsorption praktisch immer im Körper.

Täglicher Bedarf: ca. 15 mg
Therapeutische Dosierung: ca. 30–60 mg

Kalzium

Kalzium ist eines der wichtigsten Mineralstoffe im Hinblick auf Allergien. Es wirkt antihistaminerg, d. h., es reduziert die Wirkung von Histamin. Darüber hinaus ist Kalzium ein wichtiger Bestandteil von Knochen und Zähnen, wo es für deren Festigkeit verantwortlich ist (Osteoporose, Parodontose). Kalzium ist auch an der Informationsübertragung in den Zellwänden beteiligt. Bei einem Mangel besteht vermehrte Krampfneigung (Tetanie). Beachtenswert: Eine Tasse Bohnenkaffee scheidet ca. 6 mg Kalzium aus!

Täglicher Bedarf und therapeutische Dosierung: ca. 1 g
Dabei ist auch die Vitamin-D-Versorgung zu beachten.

Kupfer

Kupfer wird in der Leber gespeichert und ist unser wichtigstes entzündungshemmendes Mineral. Bei der Histaminintoleranz ist es insofern wichtig, als der Histaminabbau durch ein kupferhältiges Enzym (DAO) durchgeführt wird. Kupfermangel oder -verbrauch durch eine Entzündung verstärken allergische Symptome.

Täglicher Bedarf und therapeutische Dosierung: ca. 2 mg
Nicht gleichzeitig mit Zink und immer zum Essen einnehmen!

Natriumbicarbonat

Natriumbicarbonat ist die wichtigste Substanz bei Entzündungen. Sie wirkt bei der Allergie entzündungshemmend. Jede Entzündung ist eine lokale Übersäuerung. Natriumbicarbonat gleicht diese aus, indem sie die Übersäuerung des Magens und auch Schmerzen reduziert. Als Basenpulver in Wasser aufgelöst und zwischen den Mahlzeiten getrunken, wird Natriumbicarbonat am besten aufgenommen.

Der tägliche Bedarf hängt von mehreren Faktoren wie Ernährung, Bewegung und Belastungssituationen ab, liegt aber sicher bei einigen Gramm.
Therapeutische Dosierung: 2–20 g pro Tag

Hinweis: Bei akuten Beschwerden ist die Gabe auch als Infusion möglich, wodurch die Beschwerden rascher abgefangen werden können.

Vitamin B6

Vitamin B6 ist nicht nur für die Nerven wichtig, sondern auch beim Abbau von Eiweiß notwendig. Eiweißreiche Kost, wie sie in unseren Breiten üblich ist, führt daher oft zu einem B6-Mangel. Bei einer Histaminintoleranz ist ebenfalls häufig ein B6-Mangel zu finden, da B6 ein Co-Faktor beim Histaminabbau ist.

Therapeutische Dosierung: ca. 50 mg als aktiviertes Vitamin B6 (= Pyridoxal-5-Phosphat bzw. P5P) pro Tag

Vitamin C

Vitamin C ist wohl den meisten bekannt. Bei einer Erkältung, einem banalen Infekt oder einer viralen Entzündung wirkt es hervorragend. Diese Wirkungen spielen sich aber allesamt im Immunsystem ab. Bei einer Allergie senkt Vitamin C den Histaminspiegel. In dieser Situation ist aber eine Menge von etwa 2 bis 10 g oder mehr notwendig. Daher erfolgt die Gabe in diesem Fall zum Teil als Infusion. Bei der Zufuhr über den Verdauungsapparat führen hohe Dosen zu einem weichen Stuhl bis hin zum Durchfall. Die richtige therapeutische Dosis ist jene, die gerade noch keinen Durchfall verursacht. Daher sollte die Einnahme des Vitamin C so lange gesteigert werden, bis Durchfall auftritt, und anschließend etwas weniger genommen werden. Vitamin C sollte immer in gepufferter Form, d. h. pH-neutral zugeführt werden. So werden lokale Wirkungen des Vitamin C als Säure vermieden. Die Einnahme sollte als Kapsel, liposomale Zubereitung oder Pulver in Wasser aufgelöst, eventuell mit Basenpulver gemischt, erfolgen. Die Tagesdosis bitte auf mehrere Einnahmen verteilen.

Essentielle Fettsäuren

Darunter werden ungesättigte Fettsäuren verstanden. Diese nehmen gerade bei der Allergie eine besondere Stellung ein. Sie sind wichtig bei allen Hauterkrankungen, vor allem bei Neurodermitis, allergischen Ekzemen (Kontaktekzem) und bei trockener Haut. Der Thymus ist auf die Anwesenheit ungesättigter Fettsäuren angewiesen, um den spezialisierten Immunzellen ihre Informationen geben zu können. Darüber hinaus übernehmen essentielle Fettsäuren viele Funktionen im Stoffwechsel, ohne die ein gesundes Leben nicht möglich ist.

Täglicher Bedarf: ca. 5–10 g als kalt gepresstes Pflanzenöl (entspricht in etwa 2 EL)

Wichtig: Hochungesättigte Fettsäuren benötigen Vitamin E als Schutz, damit das Öl nicht ranzig wird. Daher sollten Sie täglich 200 bis 400 I.E. (Internationale Einheiten) Vitamin E zuführen. Licht, Luft und Wärme zerstören hochungesättigte Fettsäuren, daher ist kalt gepresstes Pflanzenöl in dunklen Flaschen kühl und gut verschlossen aufzubewahren (im Kühlschrank). Nicht erhitzen!

PRAKTISCHE TIPPS BEI BESTIMMTEN KRANKHEITSBILDERN

Neurodermitis – Pollinose (Heuschnupfen) – Asthma bronchiale

Dieser Krankheitskomplex besteht aus Erkrankungen, die enge Verbindungen zueinander aufweisen. Es beginnt meist bereits beim Neugeborenen mit Zeichen von Milchschorf oder mit leichten Hauterscheinungen in den ersten Lebensmonaten. Solange das Kind gestillt wird, ist die Ernährung der Mutter der entscheidende Faktor. Isst die Mutter blähende Speisen, wird auch der Säugling aufgebläht sein. Besteht bei der Mutter eine Lebensmittelintoleranz oder Allergie, so besteht die Gefahr, dass sich diese bei Verzehr des unverträglichen Lebensmittels über die Muttermilch auch auf den Säugling auswirkt. Nun finden wir gerade bei Neurodermitis und Asthma bronchiale oft eine Allergie oder Intoleranz gegenüber Kuhmilcheiweiß. Das betrifft alle Kuhmilchprodukte, also auch Joghurt, Topfen/Quark, Käse und Butter. Ist eine Neurodermitis oder Asthma bei einem Elternteil bekannt, so wird empfohlen, das Neugeborene zumindest bis Ende des ersten Lebensjahres frei von sämtlichen Kuhmilchprodukten zu ernähren. Solange die Mutter stillt, gilt die Empfehlung für diesen Zeitraum auch für sie selbst.

Oft ist die Krankheitskarriere eines Kindes die folgende:

Milchschorf – Neurodermitis – ständiger Schnupfen – häufige Mandelentzündung bis zur Entfernung der Mandeln – häufige Bronchitiden/Heuschnupfen – Asthma. Als Jugendlicher bzw. Erwachsener Wechsel zwischen Hauterscheinungen und Asthma.

Die chinesische Medizin lehrt uns, dass alle Gifte, die über Darm und Niere nicht ausgeschieden werden können, über die Lunge und die Haut eliminiert werden. Die Erfahrung zeigt auch, dass Hauterkrankungen, sofern sie unterdrückt werden, zu Erkrankungen innerer Organe führen. Daher versuchen wir in der Modernen Mayr-Therapie, die beiden Organe – nämlich Lunge und Haut – zu entlasten. Dies erfolgt, indem wir die Ausscheidung über den Darm und die Niere fördern.

Die Ausscheidung über den Darm kann neben dem Einsatz von Bittersalz (siehe S. 107 f.) auch durch Einläufe oder eine Colon-Hydro-Therapie forciert werden (siehe S. 115). Darüber hinaus kommen Bitterstoffe, Vitamin C und Magnesiumcitrat in Frage, welche in höheren Dosen eine abführende Wirkung haben.

Für die Niere ist vor allem ausreichendes Trinken wichtig. Eine zusätzliche Unterstützung kann durch „Nierentees" mit Goldrute, Berberitze oder Birkenblättern erfolgen; nicht jedoch mit Brennnesseln, da diese histaminhaltig sind. Eine Anregung

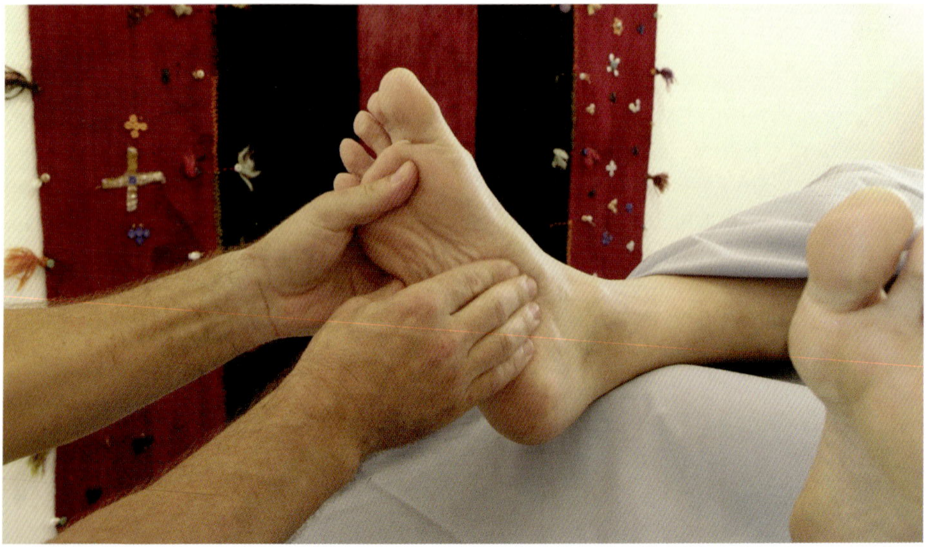

der Nierentätigkeit kann auch über eine Fußreflexzonenbehandlung sowie über das Reibesitzbad nach Kuhne erfolgen (mehr dazu im Buch „Blut- und Säftereinigung", Haug Verlag).

Bei einer Neurodermitis ist bei ca. 50 Prozent der Patienten ein Enzymdefekt bei der Umwandlung von ungesättigten Fettsäuren an der Symptomatik beteiligt. Dies unterstreicht die Bedeutung von ungesättigten Fettsäuren für die Therapie. Hier ist es vor allem die sogenannte Dihomogammalinolensäure (DGLA), welche im Borretschöl oder Nachtkerzenöl enthalten ist und eine gute therapeutische Wirkung hat. Aber auch Schwarzkümmelöl, das den Thymus zusätzlich milde als Immunorgan unterstützt, kann sehr hilfreich sein. (Die therapeutische Auswahl der einzelnen Öle erfolgt wiederum mithilfe der FMD.)

Bei allen Hauterscheinungen, auch jenen von unspezifischen Ekzemen, sind lokale Anwendungen von kalt gepressten Pflanzenölen wichtig. Dies kann als Hautpflege zum „Einfetten", als Badezusatz, Ölbad nach Junge oder Ölfleck erfolgen. Meist ist die Verwendung von Öl angenehmer als jene von verschiedenen Hautcremes, vor allem aber behindern Öle nicht die Ausscheidung der Haut. Viele Cremes hingegen verschließen die Poren der Haut und verhindern damit eine effektive Entgiftung. Verwenden sollte man aber nur frische, kalt gepresste Öle. Alte Öle riechen nicht nur unangenehm ranzig, sondern sind auch therapeutisch ungeeignet. Sie belasten den Stoffwechsel mehr, als dass sie therapeutischen Nutzen hätten.

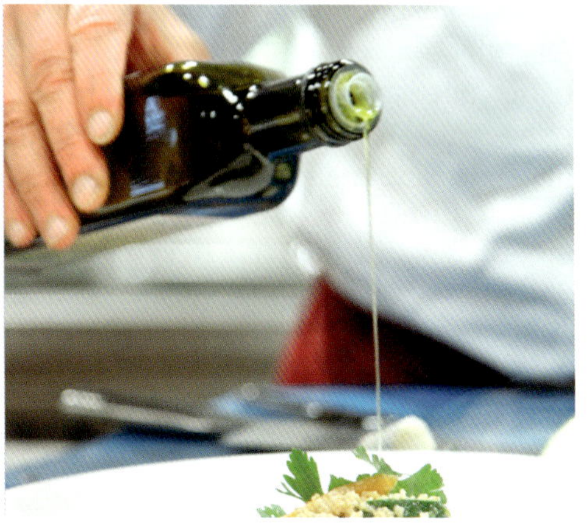

Bei allen Hauterscheinungen ist aber auch die Zufuhr von kalt gepressten Pflanzenölen mit den Mahlzeiten unbedingte Notwendigkeit. Sowohl während der intensiven Therapiezeit als auch im Rahmen des VIVAMAYR-Prinzips ist dies leicht als Ergänzung zur Basensuppe oder bei der Milden Ableitungsdiät, aber auch bei der Ernährung im Alltag möglich.

Die ungesättigten Fettsäuren suchen sich das Licht und den Sauerstoff. Sie wandern daher beim Stoffwechsel bis zur Haut, wo sie dann oxidiert werden. Erst dieser Vorgang gibt der Haut die richtige Geschmeidigkeit. Als Ergänzung zu den Fetten ist eine Einnahme von Vitamin E als Oxidationsschutz wichtig.

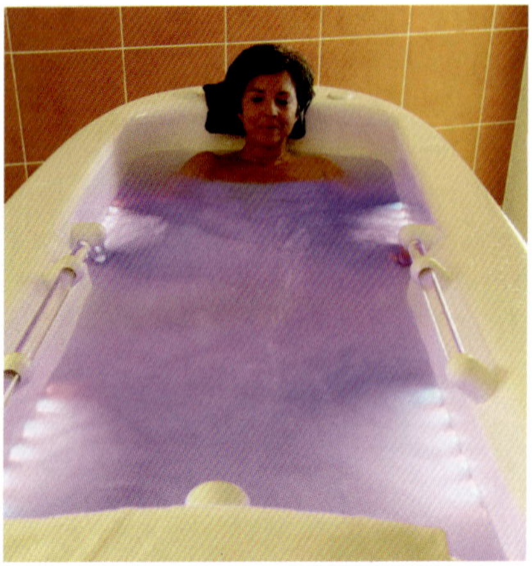

Das Basenbad hilft der Haut, die Säuren abzugeben. Dem Badewasser wird ca. eine Hand voll Soda zugegeben. Bei ansteigender Wassertemperatur bleibt der Badende ca. 20 bis 30 Minuten im Wasser (Achtung auf den Kreislauf: das Wasser während der Modernen Mayr-Therapie nicht zu heiß werden lassen!). Die entsprechende Beigabe von Ölen wirkt rückfettend für die Haut. Bei ausgeprägten Hauterscheinungen muss man mit den Bädern vorsichtig umgehen und unbedingt vorher die Entgiftung über den Darm anregen.

Unterstützend für die Lunge sind Inhalationen sowie die nasale Reflextherapie. Letztere geht auf den Arzt Dr. Niels Krack zurück (siehe auch „Nasale Reflex-Therapie mit ätherischen Ölen", Haug Verlag). Hierbei werden die Nasenschleimhäute mit ätherischen Ölen behandelt. Dies hat eine reinigende Wirkung auf die Nase selbst, aber auch die Nebenhöhlen und den gesamten Atmungstrakt. (Die Öle sollten ebenfalls mittels FMD auf Verträglichkeit geprüft werden.)

Insgesamt vorsichtig sollte man mit sogenannten schleimlösenden Medikamenten umgehen. Viele von ihnen, darunter jene mit den Wirkstoffen Acetylcystein oder Ambroxolhydrochlorid, blockieren den Histaminabbau und verstärken damit potentiell die Symptomatik.

Beim Heuschnupfen, der Pollinose, ist aufgrund der vielen Möglichkeiten einer Kreuzallergie zwischen Pollen und den verschiedenen Lebensmitteln immer ein Lebensmitteltest notwendig (bezüglich Kreuzallergien siehe auch S. 23 f.). Meist zeigt sich mit der Karenz der unverträglichen Lebensmittel eine deutliche Verbesserung der Symptomatik, wenn nicht überhaupt ein völliges Verschwinden.

Herz-Kreislauf-Beschwerden

Natürlich lassen sich nicht alle Herzbeschwerden auf eine Allergie zurückführen. Wir haben allerdings beobachtet, dass Histamin u. a. auch im Herz-Kreislauf-System Wirkung zeigt. Oft bemerkt der Betroffene sogar, dass nach dem Genuss von unverträglichen Lebensmitteln Herzrhythmusstörungen auftreten können. Insbesondere Herzklopfen nach dem Essen sollte uns zu denken geben. In diesem Zusammenhang sind die Arbeiten des Immunologen Dr. Arthur Coca interessant: Er definierte ein Lebensmittel als unverträglich, wenn sich nach dessen Verzehr der Herzschlag der Person um zehn oder sogar mehr Schläge pro Minute erhöht. Dies ist leicht selbst zu überprüfen.

Pulstest nach Coca

Messen Sie Ihren Puls vor dem Essen (z. B. an der Hand oder am Hals). Steigt der Puls etwa 20 bis 30 Minuten nach dem Essen um mehr als zehn Schläge pro Minute, haben Sie zumindest einen Teil Ihrer Mahlzeit nicht vertragen.

Diese Selbstkontrolle ist nach kurzer Einübung ein guter Parameter für das Erkennen einer Lebensmittelintoleranz.

Histamin wirkt in hohen Dosen auch blutdrucksenkend. Somit ist auch die ständige Müdigkeit, weil der Blutdruck nicht richtig in Schwung kommt, ein häufiges Zeichen einer Lebensmittelintoleranz. In vielen Situationen wie z. B. bei Vorträgen, Veranstaltungen, Seminaren oder auch einfach im Büro selbst sieht man immer wieder, wie viele Personen nach dem Essen sanft „dahindösen". Der Grund hierfür ist nicht, dass das ganze Blut in den Bauch wandert, sondern dass das nicht abgebaute Histamin die Müdigkeit verursacht. Mit dem anschließenden Kaffee erhält zwar die Nebenniere einen Anstoß, aktiv zu werden, das Histaminproblem wird dadurch aber eher verstärkt.

Durch die Mayr-Therapie werden derartige Regulationsstörungen rasch und effektiv beseitigt, die Leistungsfähigkeit steigt und die unangenehmen Beschwerden aufgrund der Nahrungsaufnahme verschwinden. Als begleitende Maßnahmen bei der Behandlung von Herzrhythmusstörungen sind die Gabe von Kalzium und vor allem Kalium und Magnesium besonders wichtig.

Migräne/Kopfschmerz

Die Moderne Mayr-Therapie wird sehr oft wegen Kopfschmerzen bzw. Migräne durchgeführt. Andererseits sind Kopfschmerzen auch ein häufiges, wenn nicht regelmäßig Zeichen einer Entgiftungsreaktion während der Modernen Mayr-Therapie selbst.

Es konnte gezeigt werden, dass Kopfschmerzen in Abhängigkeit von der Histaminkonzentration auftreten. Vielfach können die Betroffenen die Symptome auch einzelnen Lebensmitteln zuordnen.

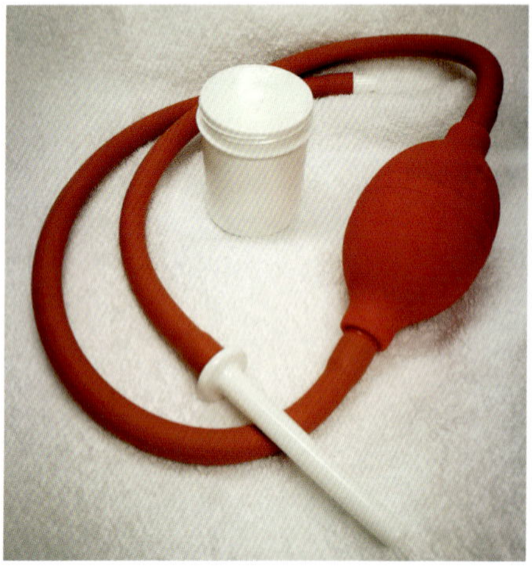

Beginnt die Migräne, beginnt auch der Wettlauf mit der Zeit. Gelingt es, die zirkulierenden Gifte (Histamin, biogene Amine) rasch über den Darm zu eliminieren, reduziert dies die Beschwerden. Es ist also empfehlenswert, Einläufe und/oder eine Colon-Hydro-Therapie durchzuführen. Auch das Reibesitzbad nach Kuhne hilft, indem die Ausscheidungen „in Richtung unten" gefördert werden (mehr dazu im Buch „Blut- und Säftereinigung", Haug Verlag).

Kopfschmerz ist immer auch eine lokale Übersäuerung, weshalb Basenpulver in großen Mengen sowie Zink gute Wirkungen zeigen. Beides ist bei akuten und starken Beschwerden auch als Infusion verabreichbar. Während der Entgiftungsphase können auch neuraltherapeutische Infiltrationen oder Akupunkturbehandlungen unterstützend angewendet werden.

In jedem Fall ist aber auch die Leber als wichtige Entgiftungsstation zu unterstützen. Basenpulver, diverse Lebensmittel und Glutathion helfen hier gut.

Ist anamnestisch bereits eine Migräne bekannt, sollten obige Maßnahmen bereits prophylaktisch mit Beginn der Modernen Mayr-Therapie durchgeführt werden.

Beschwerden des Verdauungsapparates

Bei Allergien oder Intoleranzen finden sich im Bereich des Verdauungsapparates nahezu alle Formen von Beschwerden. Man spricht dann von Reizdarm, Colon irritabile, unspezifischen sowie spezifischen Entzündungen bis hin zu Morbus Crohn oder Colitis (ulcerosa), die allesamt allergisch induziert sein können.

In allen diesen Beispielen ist die konsequente Durchführung einer Modernen Mayr-Therapie zielführend, um die Beschwerden zu lindern. Die ärztliche manuelle Bauchbehandlung sollte möglichst täglich, in akuten Fällen sogar zweimal täglich durchgeführt werden. Wärme kann sehr hilfreich sein, bei manchen Formen der Entzündung aber entgegengesetzte Effekte erzeugen. Die individuelle Empfindung ist zu berücksichtigen.

Häufige Darmentleerungen weisen auf konzentrierte Gifte im Enddarm hin, die möglichst verdünnt werden sollten. Viel trinken, Basenpulver zur Neutralisation der Säuren sowie Einläufe sind wichtige Hilfsmaßnahmen.

Bei Krämpfen wirken Kalzium, Magnesium und Kupfer hervorragend – alles orthomolekulare Substanzen, welche auch bei der Histaminintoleranz indiziert sind.

Candida und Parasiten stellen eine häufige Belastung dar, wobei eine Candidose immer die Folge von und niemals die primäre Ursache ist. Trotzdem entwickelt die Candidose eine gewisse Eigendynamik und erfordert ab einem gewissen Zeitpunkt eine spezifische Behandlung (siehe hierzu „Die Candida-Diät", TRIAS Verlag). Wichtig ist, dass bei allen suspekten Darmsymptomen an eine Candidose gedacht und diese auch behandelt wird.

Parasiten leben in sogenannten Generationszyklen. Daher sind regelmäßig auftretende Beschwerden mit zwischenzeitlichen symptomfreien oder zumindest symptomarmen Intervallen hinweisend. Juckreiz im Bereich des Afters ist ein häufiges Zeichen parasitärer Belastung. Auch hier unterstützen ätherische Öle die Behandlung; darüber hinaus vor allem Bitterstoffe wie Schwedenbitter, Schwarzwalnusstinktur, Schafgarbe, Beifuß und Nelken.

Rheumatische Erkrankungen

Rheuma bedeutet eigentlich nur „ziehender Schmerz“. Diese beschreibende Diagnose wird oft verwendet – auch wenn die eigentliche Ursache des Schmerzes unklar oder nicht sicher bekannt ist. Viele „moderne Diagnosen“ wie Polymyalgie-Syndrom oder Fibromyalgie beschreiben lediglich, wo der Schmerz lokalisiert ist.

Allen rheumatischen Erkrankungen gemein ist eine Entzündung. Diese läuft in verschiedenen Geweben ab und verursacht Schmerzen. Nun ist eine mögliche Ursache, dass die Entzündung allergischer Genese ist. Die Erfahrung zeigt, dass die Moderne Mayr-Therapie in allen Fällen eine deutliche Verbesserung der Rheuma-Beschwerden erbringt. Vor allem beim sogenannten „seronegativen Rheuma“ ist die Prognose sehr gut, da gerade bei diesen Patienten oft eine Lebensmittelintoleranz oder Allergie als Auslöser vorliegt. Natürlich entstehen viele rheumatische Erkrankungen auch einfach durch eine Überlastung des Bindegewebes als Speicherorgan. Auch in diesem Fall sprechen die Patienten sehr gut auf die Moderne Mayr-Therapie an.

Schmerz = Entzündung = lokale Übersäuerung. Daher ist es wichtig, ausreichend Basen zuzuführen. Basenpulver sollte möglichst oft genommen werden, eventuell kann man die Basen bei akuten Schmerzen auch als Infusion verabreichen.

Die Entgiftung wird auch über ein Basenbad gefördert. Hier wirken sowohl die Wärme als auch die unmittelbare Entsäuerung über die Haut wohltuend. Viele Menschen sind verblüfft, welche Schmutzränder das Badewasser hinterlässt, obwohl doch immer eine angemessene Hygiene erfolgte.

Von den Mineralstoffen ist bei rheumatischen Erkrankungen vor allem Kupfer zu erwähnen. Dies ist das wichtigste antientzündliche Mineral. Kupferarmbänder wurden mitunter bei Gelenksbeschwerden empfohlen. Effektiver ist die Einnahme als Nahrungsergänzung. Kupfer ist auch beim Histaminabbau notwendig. Darüber hinaus sind bei Rheuma Zink, Kalzium, Magnesium sowie die kalt gepressten Pflanzenöle wichtig. Gerade letztere greifen direkt in das Entzündungsgeschehen ein. Vor allem die hochungesättigten Fettsäuren aus der Gruppe der Omega-3-Öle – Leinöl, Hanföl und Fischöl – sind die natürlichen Lieferanten dieser Fettsäuren.

Wer den Geschmack von Leinöl nicht mag, kann Leinöl mit (Schafs-)Topfen/Quark und Mandelmus mischen. Dies stellt bereits während der Modernen Mayr-Therapie eine hervorragende Basis dar, ist aber auch später für den Alltag, z. B. mit Obst ergänzt, ein wunderbares Frühstück.

Auch Vitamin E wirkt entzündungshemmend. Anfänglich können davon hohe Dosen (ca. 1.600– 2.000 I.E.) verabreicht werden. Deren Wirkung ist mit der eines herkömmlichen Schmerzmittels (Acetylsalicylsäure) vergleichbar. Langfristig ist Vitamin E in einer Dosis von maximal 400 I.E. günstig.

Zyklusstörungen der Frau

Oft klagen Frauen über starke Schmerzen am Beginn der Regel. Diese werden durch herkömmliche Schmerzmittel nicht oder nur unzureichend gemildert.

Nun ist es so, dass Histamin auch Wirkung auf die glatte Muskulatur hat. Zwar mehr auf die Bronchien (Asthma) und den Darm (Reizdarm), aber die Gebärmutter bleibt nicht ganz unverschont davon. Statistisch gesehen erhöhen der Verzehr von Ei und Käse das Risiko für das Auftreten einer Dysmenorrhoe (krampfartige Regelschmerzen). Jarisch konnte zeigen, dass es unmittelbar vor der Periode zu einem verminderten Histaminabbau kommt. Dies ist notwendig, da die Abstoßung der oberen Schleimhautschicht als Zeichen der Periode erst durch Histamin ausgelöst wird. Der also ohnehin vor der Periode schon hohe Histaminspiegel wird durch eine mögliche Lebensmittelintoleranz noch verstärkt und die individuelle Toleranzgrenze gegenüber Histamin überschritten. Dies kann ein Faktor für die genannten Beschwerden sein.

Während der Modernen Mayr-Therapie beobachten wir oft eine Normalisierung der Periode, sowohl was die zeitliche Abfolge als auch die Beschwerden anbelangt. Während derselben kann die Regelblutung sowohl verfrüht als auch verzögert auftreten – als Zeichen der Entgiftung.

Krampfartige Beschwerden reagieren gut auf Magnesium, Kupfer und Vitamin B6 – ebenfalls wieder wichtige orthomolekulare Stoffe bei einer Histaminintoleranz. Viele Frauen berichten, dass die Periodenbeschwerden mit dem Einhalten der Lebensmittelkarenz verschwinden.

In diesem Zusammenhang sei noch auf die Phase der Schwangerschaft hingewiesen:

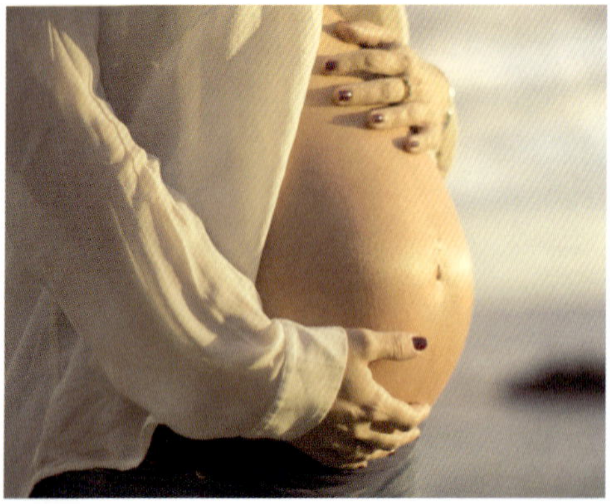

Während der Schwangerschaft ist die Aktivität der Histamin abbauenden Enzyme ein Vielfaches. Darüber hinaus hilft die Nebenniere des Kindes der Mutter, mit den allergischen Beschwerden fertig zu werden. Dies sind die Gründe, warum Allergien und Intoleranzen während der Schwangerschaft gemildert werden oder gar nicht zu Symptomen führen. Es ist ebenfalls bekannt, dass allergische Erkrankungen wie z. B. Neurodermitis familiär gehäuft auftreten. Sofern also bei derartigen Belastungen die Mutter bereits während der Schwangerschaft mit unterstützenden Darmbakterien versorgt wird, ist das Risiko für das Kind, ebenfalls allergische Erkrankungen zu entwickeln, deutlich geringer – ein weiterer Hinweis für die Bedeutung des Verdauungsapparates bei der Entwicklung von Allergien und Intoleranzen.

Vorzeitige Wehentätigkeit sollte ebenso an eine Lebensmittelintoleranz denken lassen. Gerade in der Schwangerschaft sollte konsequent das Unverträgliche gemieden werden, um Probleme des heranwachsenden Kindes zu vermeiden.

Eine Moderne Mayr-Therapie ist bei Kenntnis all dieser Faktoren problemlos während der Schwangerschaft durchführbar. Mehr noch: Viele Schwangerschaftsbeschwerden lassen sich durch eine Moderne Mayr-Therapie vermeiden bzw. behandeln.

Allergien und Sportverletzungen

Eine Allergie oder Intoleranz führt zur Entzündung. Diese spielt sich im Bindegewebe ab. Nun ist dieses Bindegewebe auch die Struktur der Muskeln und Sehnen, welche beim Sport in unterschiedlichster Weise belastet werden. Jede entzündete Stelle stellt aber eine Schwachstelle dar, die nicht maximal belastbar ist. Sport wird heute oft übertrieben, auch von Hobbysportlern, die meinen, wie Weltmeister trainieren zu müssen. Jedenfalls ist Sport für viele ein Stressfaktor geworden. Am Boden einer Allergie summieren sich solche Einflüsse. Wir haben bei den Grundlagen der FMD gesehen, dass jeder Muskel Repräsentant eines inneren Organ(-systems) ist und umgekehrt. Für den Dünndarm ist dies der vordere Oberschenkelmuskel, für den Dickdarm der seitliche Faszienspanner des Oberschenkels. Bedenkt man nun, dass Allergien im Verdauungsapparat einen biochemischen Hintergrund haben, so zeigen sich oft Beschwerden an den Skelettmuskeln des Oberschenkels.

Bei Allergien sind auch Kniebeschwerden sehr häufig, weil genau die entsprechenden Sehnenansätze die Schwachstellen darstellen. Eine Überlastung hat dann Schäden an Knie, Meniskus oder am Bewegungsapparat zur Folge. Überforderung

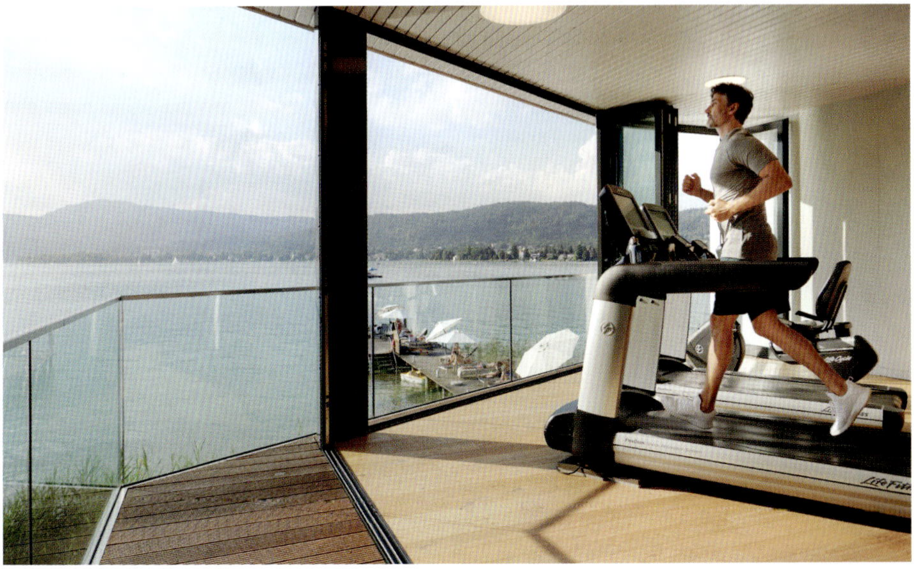

beim Sport führt weiters zur Übersäuerung des Gewebes und damit tendenziell zu geringerer Belastbarkeit, Schmerzen und Verletzungsgefahr. Häufige Muskelfasereinrisse bestätigen dies, noch dazu, wo die Muskulatur der Wade die Nebenniere repräsentiert. Bei Erschöpfung, dem Zustand der Nebennierenschwäche, und damit mangelnder Kompensation von Stress wird genau dieser Bereich als erster überfordert und verletzt.

Leider ist auch die Ernährung unserer Sportler nicht unbedingt die beste. Der Sportler verbraucht durch seine körperliche Belastung mehr Mineralstoffe, Spurenelemente und Vitamine als andere. Daher ist in dieser Hinsicht auf eine entsprechende Zufuhr zu achten. Die Betreuung und Beratung von Sportlern erfordert eine gute Kenntnis der sportphysiologischen und sportmedizinischen Zusammenhänge. Unbestritten ist, dass die in diesem Buch beschriebenen Grundlagen einer vernünftigen Ernährung für den Sportler genauso Voraussetzung für seinen Erfolg sind wie das spezifische Training. Nichtbeachten einer bestehenden Allergie oder Intoleranz senkt die Leistungsfähigkeit.

Leaky Gut bei Sportlern

Sportler haben oft Lebensmittelintoleranzen. Am Institut für Sportwissenschaft an der Universität von Graz konnte von. Dr. Manfred Lamprecht gezeigt werden, dass dabei ein klassischer Parameter eines Leaky Gut, nämlich Zonulin, das Auskunft über die Durchlässigkeit der Darmschleimhaut gibt, erhöht gemessen werden kann (siehe Literaturverzeichnis). Dies scheint darauf zurückzuführen zu sein, dass die Blutverteilung durch intensives Training zugunsten der Muskulatur erfolgt und daher ein "Kühleffekt" im Verdauungsapparat ausbleibt. Auf diesem Boden entwickelt sich eine Entzündung, die über die beschriebenen Mechanismen zu einem Leaky Gut und damit verbundenen Lebensmittelintoleranzen führt. In der Therapie konnte auch gezeigt werden, dass neben einer Lebensmittelkarenz auch die Gabe von Zeolith („Mineralschwamm" zur Bindung und Ausleitung von Giftstoffen aus dem Darm) die Beschwerden lindert. Wichtig für unsere Überlegungen ist aber wiederum, dass durch intensives Training im Rahmen von Wettkämpfen allergische Reaktionen auftreten können, die wiederum limitierend auf die Leistungsfähigkeit selbst wirken. Dieser Mechanismus ist aber auch für jede Art der körperlichen Überforderung anzunehmen. Aus diesem Grund sind für Sportler – und hier sind auch Hobbysportler gemeint – verschiedene Supplemente nahezu unverzichtbar, will man Sport und Gesundheit vereinen.

ZUSAMMENFASSUNG: VON DER MODERNEN MAYR-MEDIZIN ZUM VIVAMAYR-PRINZIP

Mit dem VIVAMAYR-Prinzip wollen wir die therapeutischen Möglichkeiten aus der Modernen Mayr-Medizin nutzen und gleichzeitig die wichtigsten Erkenntnisse daraus in den Alltag integrieren. Dies ist gerade bei der Behandlung von allergischen Erkrankungen besonders wichtig, da diese, wie eingangs ausgeführt, eine „Grenzverletzung" darstellen. Aus diesem Grund sind umfangreiche Veränderungen notwendig, um langfristig den gewünschten Gesundheitszustand zu erreichen.

Ganzheitlich zum Erfolg

Für das ganzheitliche Erkennen der Belastungen verbinden wir eine ausführliche klinische Untersuchung mit der Diagnostik nach Dr. Mayr unter Einbeziehung der Funktionellen Myodiagnostik und der orthomolekularen Medizin zu einer methodischen Symbiose. Selbstverständlich werden erweiterte Laboruntersuchungen und moderne Diagnosesysteme eingesetzt, um sich ein umfassendes Bild über die Belastung des Patienten machen zu können. Dies erfordert zwar Zeit, ist aber letztendlich eine unverzichtbare Investition. Aus den diagnostischen Erkenntnissen ergeben sich dann unmittelbar die therapeutischen Konsequenzen. Wir haben aufgezeigt, dass gerade bei allergischen Erkrankungen viele unmittelbare Zusammenhänge mit dem Verdauungsapparat bestehen, sodass es wichtig ist, sowohl im ersten Schritt der unmittelbaren Modernen Mayr-Therapie absolut individuell vorzugehen als auch zu einem grundsätzlich gesünderen Essverhalten zu gelangen.

Durchhalten lohnt sich

Eine Moderne Mayr-Therapie wird entsprechend der vorerhobenen Diagnostik nach Mayr für einen bestimmten Zeitraum durchgeführt. Dies erfolgt nach individuellen Gesichtspunkten und Notwendigkeiten. Als medizinische Therapie erfüllt sie nicht die Kriterien einer gesunden Ernährung für den Alltag. Es ist daher zum Beispiel auch völlig verkehrt, aus der therapeutischen Verwendung einzelner Lebensmittel im Rahmen der individuellen Therapieform eine gesunde Ernährung für den Alltag abzuleiten. Vielmehr versucht man, durch die Moderne Mayr-Therapie wieder zu einem gesunden Essverhalten zu kommen.

Während und durch die Moderne Mayr-Therapie erhält man sehr viel Sensibilität im Hinblick auf seine eigenen Körperfunktionen zurück. Man erkennt den Zeitpunkt eines angenehmen Sättigungsgefühls, verspürt den gesunden Hunger vor einer Mahlzeit und lernt, die Speisen „auszuschmecken" und zu genießen. Darüber hinaus merkt der Allergiker anhand der speziellen Allergiesymptome noch viel intensiver, was er verträgt und worauf er intolerant reagiert. Diese Sensibilität ist primär ein Gewinn und sollte uns nicht dazu verleiten zu sagen: „Jetzt vertrage ich überhaupt nichts mehr. Ich habe sofort genug oder reagiere heftig!" Diese normale und wichtige Reaktion zu erkennen und zu akzeptieren ist eine wichtige Erfahrung.

Nicht das Fasten, sondern das richtige Essen will gelernt sein.

Das langfristige Ziel ist eine gesündere Ernährungs- und Lebensweise. Das möchten wir mit dem VIVAMAYR-Prinzip erreichen. Daher ist die Schulung der wichtigste Teil der Therapie. Die Pflege der Esskultur wird während der Mayr-Therapie intensiv geübt, alte Gewohnheiten werden durch neue ersetzt, sodass im Alltag eine möglichst langfristige und konsequente Umsetzung erfolgt. Dies ist gerade für den Allergiker von besonderer Bedeutung. Allergien entwickeln sich häufig auf dem Boden einer

Fehlverdauung im Sinne von Gärung oder Fäulnis mit nachfolgender intestinaler Autointoxikation. Je besser die Situation im Verdauungsapparat ist, desto geringer ist die Allergietendenz.

Für die Pflege der Esskultur ist jeder Einzelne selbst verantwortlich. Ob jemand gut kaut, die Nahrung einspeichelt, seinem Körper Zeit zum Verdauen gibt oder sich etwas „zwischen Tür und Angel" hineinstopft, liegt in der Eigenverantwortung; mit allen Konsequenzen. Auch hier muss der Allergiker umdenken. Ist man gewohnt, die Schuld an der Allergie dem Lebensmittel zuzuschreiben, so erhält man durch das VIVAMAYR-Prinzip die Verantwortung für zumindest diesen Teil wieder zurück. Eine gesunde Ernährung ist das Zusammenspiel aus dem zugeführten Lebensmittel und der individuellen Verdauungsleistung. Dabei wird die Unverträglichkeit entscheidend von der Verdauungsleistung beeinflusst. Allergien entwickeln sich oft aus dem Nichtbeachten dieser Regel. Sie können aber durch das gegenteilige Verhalten auch wieder zum Abklingen gebracht werden.

Rhythmus hilft

Nachdem wir wissen, dass die besten Vorsätze nach einer gewissen Zeit an Wirkung verlieren, ist es notwendig, im Rahmen des VIVAMAYR-Prinzips immer wieder Pausen und Phasen der Regeneration einzuplanen und auch durchzuführen. Ist dies schon in der allgemeinen Gesundheitsvorsorge wichtig, so ist es gerade bei Allergien bzw. Intoleranzen absolute Notwendigkeit.

Ein Rhythmus entsteht dadurch, dass wir bestimmte Aktivitäten immer zur selben Zeit durchführen. Unser Verdauungsapparat eignet sich perfekt, um Rhythmusbildung zu unterstützen. Bereits mehrfach wurde auf den 24-Stunden-Rhythmus der Verdauungsleistung hingewiesen. Bei bestehender Lebensmittelunverträglichkeit wird es also besonders wichtig sein, den Darm am Abend nicht zu überfordern, um Gärung und Fäulnis langfristig zu verhindern. „Dinner-Cancelling" ist also nicht nur eine erfolgreiche Strategie, den Alterungsprozess zu verlangsamen, sondern auch gleichzeitig gesund und fit älter zu werden. Es ist ebenso eine ideale Maßnahme, um einerseits Allergien vorzubeugen und diese andererseits auch zu behandeln.

Wochenrhythmus

Eine entsprechende Entlastung kann und soll einmal pro Woche durchgeführt werden. Diese Empfehlung hat sich seit tausenden von Jahren bewährt: Sie wird sogar – wenn auch meist mit spirituellem Hintergrund – rund um den Erdball in allen Kulturen und Gesellschaftsformen empfohlen. So ein „Entlastungstag" kann jeder Wochentag sein. Wichtig im Sinne des Rhythmusgedankens ist nur, dass wir immer denselben Tag auswählen. Es kann und muss die Intensität der Maßnahmen absolut individuell gesehen werden. Von der Diätetik wird am ehesten eine Form zu empfehlen sein, die der Betroffene auch während seiner Modernen Mayr-Therapie durchgeführt hat. Intensives Tee- oder Wasserfasten ist allerdings nicht empfehlenswert, da dies in Kombination mit den Alltagsbelastungen wohl zu intensiv sein wird und dann nicht mehr dem Charakter der Schonung entsprechen würde. Auch sollte der gewählte Tag ein Tag sein, bei dem mehr Zeit zur Regeneration und Erholung zur Verfügung steht. Eine Massage, ein entsprechender Spaziergang, mehr Ruhe oder was auch immer Freude bereitet sollte den Tag bestimmen.

Monats- und Jahresrhythmus

Frauen sind sich dieser monatlichen Rhythmik aufgrund der monatlichen Periode viel bewusster als Männer. Wir alle aber kennen den Jahresrhythmus. Wenn schon nicht durch das eigene (Er-)Leben in den vier Jahreszeiten, dann doch vor allem vom Kalender her. Und so, wie wir einen jährlichen Urlaubsplan erstellen oder der Check-up für unser Auto eine Selbstverständlichkeit darstellt, so sollten wir auch eine jährliche Regenerationszeit einplanen. Gerade am Anfang von Behandlungen allergischer Erkrankungen müssen wir oft einen „Mehrjahresplan" erstellen, um eine umfassende gesundheitliche Verbesserung zu erreichen. Aber dann sollte diese jährliche Erholung im Sinne der Prävention und Prophylaxe eingeplant werden. So wird das VIVAMAYR-Prinzip zum lebenslangen Begleiter auf dem Weg zur Gesundheit. Selbstverständlich erfolgen zwischenzeitliche Kontrollen, klinische Untersuchungen mittels Diagnostik nach Mayr und FMD und Erhebungen des Mineralstoffstatus, um immer den aktuellen Gesundheitszustand zu erfassen und gegebenenfalls korrigierend einzugreifen.

Langfristige Unterstützung mit VIVAMAYR

Liegt die Pflege der Esskultur und Umsetzung des VIVAMAYR-Prinzips in der Verantwortung des Einzelnen, so ist es doch die Verantwortung von uns Ärzten, auf etwaige Defizite bzw. vermehrten Bedarf an Vitaminen, Spurenelementen und Mineralstoffen zu achten und darauf aufmerksam zu machen. Dies ist gerade bei der Behandlung von allergischen Erkrankungen besonders wichtig, da bestimmte Enzymsysteme (DAO) für den Histaminstoffwechsel besondere Bedeutung haben. Auf einzelne Substanzen wurde bereits hingewiesen (siehe Seite 148 ff.). Hier findet der Leser noch einiges für die langfristige Vorsorge.

Histaminreaktion, DAO und Co-Faktoren

Die Substitution der DAO im Rahmen von allergischen Erkrankungen ist initial sehr hilfreich. Es gelingt rasch, den Histaminspiegel zu senken und Beschwerden zu lindern. Das Enzym sollte als Supplement für Notfälle immer zur Verfügung stehen. Vor allem beim Besuch von Restaurants stellt es aufgrund der möglichen Gefahr, unverträgliche Lebensmittel zu sich zu nehmen, eine rasche Hilfe für „Notfälle" dar. Die einzunehmende Menge richtet sich dabei nach dem Körpergewicht und der Menge des unverträglichen Lebensmittels, das gegessen wurde. Meist sind 0,9 bis 1,5 g DAO für die entsprechende Wirkung erforderlich.

Die Einnahme der Co-Faktoren für DAO, vor allem Vitamin B6 und Kupfer, bewähren sich gemeinsam mit Vitamin C und Kalzium ebenfalls. Dabei ist zu beachten, dass die Einnahme immer zum Essen erfolgt, da Kupfer manchmal Magenreizungen hervorrufen kann, sofern es nüchtern eingenommen wird. Bei Notwendigkeit kann die Einnahme aber bedenkenlos über mehrere Monate erfolgen (oft auch generell), um den Abbau von Histamin zu gewährleisten. Eine wirkungsvolle Mischung ist auch als AH-Formula (Antihistamin-Formula, VIVAMAYR) erhältlich. Die zeitversetzte Einnahme von Zink (30 mg) unterstützt die Wirkung von AH-Formula ideal; zum Beispiel die Einnahme von AH-Formula morgens und mittags zum Essen sowie Zink zur Abendmahlzeit. Letzteres sollte auch immer zum Essen eingenommen werden.

Durch die entzündliche Reaktion im Darm, welche durch eine Unverträglichkeit ausgelöst wird und zum Leaky Gut führt, entsteht auch immer eine Verletzung der Darmschleimhaut. In solchen Fällen entsteht ein erhöhter Bedarf an der Aminosäure L-Glutamin, welche für die Regeneration der Darmschleimhaut besonders wichtig ist. Nachdem hier die alleinige Zufuhr über Lebensmittel nicht mehr ausreicht, ist ebenfalls die Einnahme als orthomolekulares Supplement empfohlen und hilfreich. Dies kann in der Menge von 2 bis 5 g über den Tag verteilt erfolgen.

Ebenfalls wichtig für die Regeneration der Schleimhaut sind Omega-3-Fettsäuren. Diese können in erster Linie über kalt gepresste Pflanzenöle (Leinöl, Hanföl) zugeführt werden. Allerdings ist es gerade bei allergischen Erkrankungen empfehlenswert, den Fettsäurestatus zu erheben. Bei dieser Blutuntersuchung wird ermittelt, ob aus den Inhaltsstoffen von Leinöl auch tatsächlich die wichtigen langkettigen Fettsäuren wie Eicosapentaen- und Docosahexaensäure (EPA bzw. DHA) im Körper hergestellt werden können. Ist dies nicht der Fall, so ist die Einnahme von Fischölpräparaten, welche EPA und DHA enthalten, unumgänglich. Dabei ist allerdings wieder auf die Qualität und Schwermetallfreiheit der Präparate zu achten. Für Vegetarier stehen entsprechende Produkte aus Algen zur Verfügung.

Eine Histaminreaktion führt immer zu einer vermehrten Säurebelastung und damit zur chronischen Übersäuerung des Körpers. Viele Beschwerden im Rahmen einer Allergie sind darauf zurückzuführen. Daher wird auch langfristig eine Alkalisierung (Erhöhung der Basenzufuhr, um die Bicarbonatreserven zu verbessern) des Stoffwechsels notwendig sein. Wichtige Aspekte, um den Stoffwechsel langfristig im basischen Bereich zu halten, sind „vernünftige" Bewegung, ausreichendes Trinken, basenbetonte Ernährung, aber auch der Ausgleich durch Basenpulver. Die Einnahme desselben erfolgt immer streng zwischen den Mahlzeiten. Bewährt hat sich zum Beispiel ein Teelöffel Basenpulver auf ein Glas Wasser morgens nüchtern und abends vor dem Schlafengehen, ebenfalls auf leeren Magen getrunken. Bei Bedarf und Empfehlung des VIVAMAYR-Arztes kann es auch mehrmals am Tag, zum Beispiel zusätzlich vormittags und/oder nachmittags eingenommen werden. Langfristig werden allerdings ein bis zwei Teelöffel völlig ausreichend sein, um einen basischen Stoffwechsel zu garantieren.

Gesunde Darmflora ist wichtig

Die Entwicklung einer Darmbarriere am Anfang unseres Lebens ist für die Integrität des Organismus besonders wichtig. Bei allen allergischen Erkrankungen ist die Darmflora beeinträchtigt, gesunde Bakterien sind oft in geringerer Zahl und pathogene Bakterien stattdessen vermehrt. Daher ist auch langfristig die Unterstützung im Sinne der Regeneration und Substitution wichtig. Die Einnahme von bakterienhaltigen Lebensmitteln wie Joghurt und Buttermilch ist allerdings wegen der weit verbreiteten Laktoseintoleranz und Unverträglichkeit gegenüber Kuhmilcheiweiß problematisch und nicht empfehlenswert. Hier stehen sehr gute Pro- und Präbiotika zur Unterstützung zur Verfügung, welche ohne Zusatzstoffe verfügbar sind. Die Berücksichtigung individueller Gegebenheiten ist selbstverständlich.

Laktoseintoleranz, Fruktosemalabsorption

Beide Unverträglichkeiten sind wie bereits dargestellt auf eine Schwäche des entsprechenden Enzymsystems zurückzuführen. Bezüglich der wohl langfristig bestehenden Laktoseintoleranz steht wieder das Enzym Laktase in pharmazeutischer Form zur Verfügung. Bei sehr sensiblen Personen ist dieses für „Notfälle" eine echte Hilfe. Ähnliches gilt für die Fruktosemalabsorption, für die es Präparate gibt, die den Fruchtzucker in Glukose umwandeln und damit die Resorption ermöglichen. In beiden Fällen ist allerdings die Karenz günstiger. Bis auf wenige Ausnahmen sollte dies bei der Fruktosemalabsorption nur kurzfristig über einige Wochen notwendig sein.

Selbstverständlich wird im Rahmen des VIVAMAYR-Prinzips nicht immer alles bei jedem Allergiker zu ergänzen sein. Oben genannte Substanzen gelten exemplarisch als hilfreiche Unterstützung, um langfristig den Gesundheitszustand zu stabilisieren. Unabhängig davon werden bei vielen auch noch Vitamin D, Vitamin B12 oder eine antioxidative Mischung notwendig und hilfreich sein. Diesbezüglich sei aber auf die entsprechende Literatur sowie Empfehlung des VIVAMAYR-Arztes verwiesen. Was immer an Supplementen notwendig wird: Es soll dem individuellen Bedarf angepasst, kontrolliert und von bester Qualität sein. Gerade bei allergischen Erkrankungen sind es vor allem die Füll- und Begleitstoffe der arzneilichen Zubereitung, die ein Abklingen der Histaminreaktion verhindern oder eine Reaktion sogar auslösen. Daher ist eine orthomolekulare Therapie mit Reinsubstanzen zu fordern, um diese ungünstigen Reaktionen zu vermeiden.

Durch die Anwendung des VIVAMAYR-Prinzips gelingt es langfristig, Beschwerden allergischer Erkrankungen zu reduzieren. Dazu gehört auch, dass verschiedene, anfänglich als unverträglich erkannte Lebensmittel langsam wieder gut vertragen werden. Vor allem sehen wir immer wieder, dass die Intensität der Reaktion, zum Beispiel im Rahmen des IgG-Tests, deutlich abnimmt. Sind anfänglich viele Lebensmittel mit hohen RAST-Klassen (3-4) unverträglich (je höher, desto stärker ausgeprägt ist das Leaky Gut), so reduziert sich sowohl die Anzahl der Lebensmittel als auch die Reaktion gegenüber den einzelnen Lebensmitteln durch die Anwendung des VIVAMAYR-Prinzips. Allerdings sind wie bereits erwähnt Zeiträume von mindestens drei bis vier Monaten einzuplanen, um derartige Reaktionen zu beobachten.

Während dieser Zeit sind die wesentlichen unverträglichen Lebensmittel zu meiden (meistens sind dies Gluten- und Kuhmilchprodukte). Später können durch Rotation derselben diese wieder langsam in den Speiseplan integriert werden – immer eine entsprechende Verträglichkeit vorausgesetzt. Eine Kontrolle der Beschwerden sowie die Funktionelle Myodiagnostik sind dabei wichtige Parameter.

Umstellung auf allen Ebenen

Diese Maßnahmen setzen Konsequenz in der Umsetzung voraus. Der Allergiker muss lernen, „Nein" zu sagen; etwas, was im Rahmen der initialen Modernen Mayr-Therapie zwar trainiert wurde, aber eine Herausforderung ist und bleibt, bevor es nicht in Fleisch und Blut übergegangen ist. Auch im sozialen Bereich ist dies wichtig. Bei Geschäftsessen, im Kreise der Familie und bei Freunden möchte man nicht immer der Außenseiter sein, der nichts essen kann. Oft nehmen Allergiker auch ein „schlechtes Körpergefühl" und entsprechende Reaktionen in Kauf, nur, um nicht in diese Außenseiterrolle zu gelangen. Daher ist es für uns Ärzte wichtig, diesen Personen positive Botschaften und Formulierungen mitzugeben.

Nicht, was nicht möglich ist, steht im Vordergrund, sondern die Fülle der verbleibenden und gut verträglichen Lebensmittel.

Diese positive Grenzziehung ist auch im emotionalen und psychischen Bereich notwendig. Die oftmaligen Grenzverletzungen bei Allergikern erfordern Training und Unterstützung in diese Richtung. Daher ist das Erlernen von Entspannungstechniken, positivem Denken und Handeln sowie die Entfaltung der eigenen Individualität im Rahmen der persönlichen Möglichkeiten ein Teil des VIVAMAYR-Prinzips. Möglicherweise wird es auch notwendig sein, emotionale Blockaden und Handlungsmuster aufzulösen und durch neue Strategien zu ersetzen. Stets hilft die Durchführung der Modernen Mayr-Therapie dabei. Fasten, in welcher Intensität auch immer, ist stets auch eine emotionale Reinigung. Eine Art Innehalten und Nach-innen-schauen, wodurch emotionale Belastungen fast wie von selbst über Bord geworfen werden können. Allerdings gilt es auch dann, die entstandenen „Lücken" neu und vor

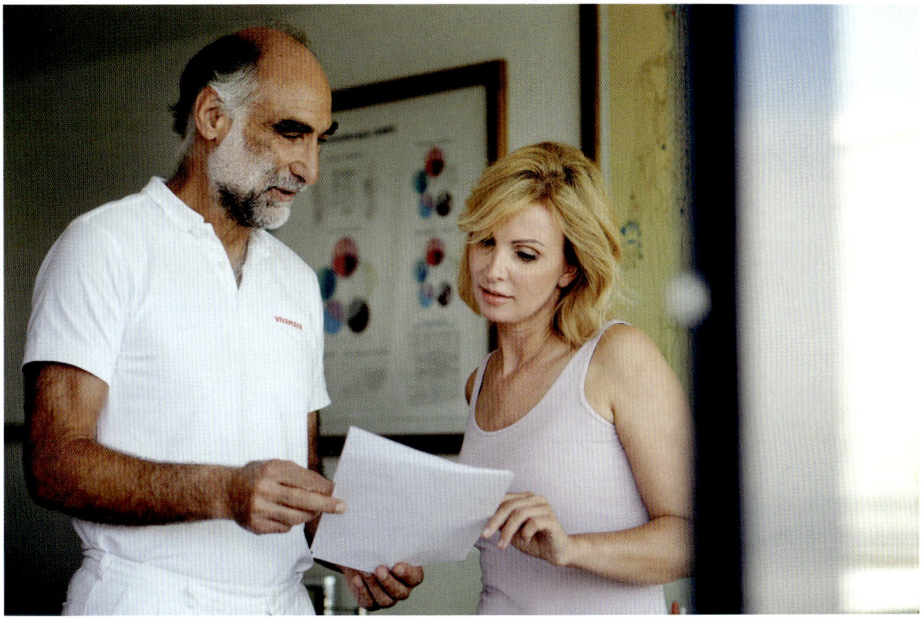

allem positiv zu besetzen. Mit dem durch das VIVAMAYR-Prinzip neu gewonnenen positiven Lebensgefühl und dem Erkennen der vielfältigen Möglichkeiten sollte dies auch gelingen.

Dr. Mayr selbst beschrieb die Wirkung seiner Therapie einmal folgendermaßen:

„Wenn Sie aus dem Tal des Sich-nicht-wohlfühlens hinaufgelangen wollen auf den Berg der Gesundheit, so weise ich Ihnen den Weg, entscheide, ob Sie den steilen Weg des strengen Fastens nach oben oder die Serpentinen einer milderen Therapie gehen, zeige Ihnen, wo Sie den Fuß hinsetzen müssen, bin immer an Ihrer Seite, bin Ihr Freund, Ihr Bergführer, aber nicht Ihr Tragesel. Gehen muss jeder selbst!"

Möge Sie dieses Buch auf Ihrem Weg auf den Berg der Gesundheit begleiten.

Ausgewählte Literatur

Basisch essen. Harald Stossier/Emanuela Fischer, Brandstätter Verlag, 1. Auflage 2015

Blut- und Säftereinigung. Milde Ableitungskur. Erich Rauch, Haug Verlag, 21., überarbeitete Auflage 1998

Candida-Diät. Harald Stossier/Peter Mayr, TRIAS Verlag, 7. Auflage 2019

Darmparasitose – die zentrale Immunstörung. Ingrid Fonk, Medizinisch Literarische Verlagsgesellschaft, 1992

Die Darmreinigung nach Dr. med. F. X. Mayr. Erich Rauch, TRIAS Verlag, 43. Auflage 2011

Die Darmträgheit. Franz Xaver Mayr, Verlag Neues Leben, 7. Auflage 1986

Ernährung – worauf es wirklich ankommt. Harald Stossier/Georg Stossier, Verlagshaus der Ärzte, 1. Auflage 2018

Fruktosemalabsorption. Michael Ledochowski/B. Widner/D. Fuchs, Medical Journal for Applied Kinesiology, IMAK/ICAK, D 2001

Histaminintoleranz – Histamin und Seekrankheit. Reinhart Jarisch, Thieme Verlag, 2013

Immunologie in der Praxis. Schmid/Bayer/Dumrese/Neumeyer, Hippokrates Verlag 1993

Kranker Darm – kranker Körper. Helmut Weiss, Haug Verlag, 1988

Lehrbuch der biologischen Medizin. Hartmut Heine, Haug Verlag, 4. Auflage 2014

Lehrbuch der Diagnostik und Therapie nach F. X. Mayr. Erich Rauch, Haug Verlag, 2. Auflage 1999

Die neue Milde Ableitungsdiät nach F. X. Mayr. Erich Rauch/Peter Mayr, Trias Verlag, 18. Auflage 2015

Moderne Mayr-Medizin & das VIVAMAYR-Prinzip. Harald Stossier/Georg Stossier, Verlagshaus der Ärzte, 1. Auflage 2018

Nahrungsmittelallergien und -intoleranzen. Lothar Jäger/Brunello Wüthrich, Gustav-Fischer-Verlag, 1998

Nasale Reflextherapie mit ätherischen Ölen. Niels Krack, Haug Verlag, 5., überarbeitete Auflage 1992

Säure-Basen-Haushalt. Michael Worlitschek, TRIAS Verlag 2011, 5., vollständig überarbeitete Auflage

Schönheit und Verdauung. Franz Xaver Mayr, Verlag Neues Leben, 8., überarbeitete Auflage 2005

Stress beherrscht unser Leben. Hans Selye, Econ Verlag, 1957

Studien:

Gibson PR, Shepherd SJ: Evidence-based dietary management of functional gastrointestinal symptoms: The FODMAP approach. J Gastroenterol Hepatol. 2010 Feb;25(2):252-8

Lamprecht M et al.: Effects of zeolite supplementation on parameters of intestinal barrier integrity, inflammation, redoxbiology and performance in aerobically trained subjects. J Int Soc Sports Nutr. 2015 Oct 20;12:40

MacFie J et al.: Gut origin of sepsis: a prospective study investigating associations between bacterial translocation, gastric microflora, and septic morbidity; Gut 1999, 45; 223-228

Kontakt

IMAK - Interdisziplinär Manuell
Analytisch Kausal
Ärztegesellschaft
für Funktionelle Myodiagnostik
10.-Oktober-Straße 1
A-9330 Althofen
+43 (0)4262 290 98
www.funktionelle-myodiagnostik.com
office@fmd.co.at

Ärzteplattform Orthomolekularmedizin
10.-Oktober-Straße 1
A-9330 Althofen
+43 (0)4262 290 98
www.dieplattform.info
office@dieplattform.info

VIVAMAYR-Akademie
Seepromenade 11
A-9082 Maria Wörth
akademie@vivamayr.com

VIVAMAYR
Seepromenade 11
A-9082 Maria Wörth
+43 (0)4273 31117
office@vivamayr.com

Fischerndorf 222
A-8992 Altaussee
+43 (0)3622 71450
reservations@vivamayr.com

Krotenthallergasse 3-5/3
A-1080 Wien
+43 (0)1 23 50 544
wien@vivamayr.com

15 Harley Street
London W1G 9QQ
+44 20 303 41 331
london@vivamayr.com

www.vivamayr.com

Autoren

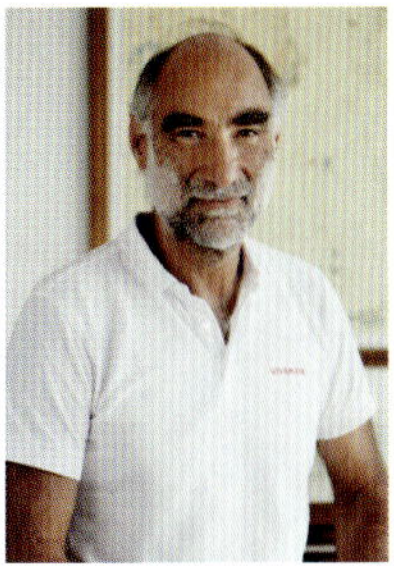

Prof. Dr. med. Harald Stossier (Jg. 1957) absolvierte eine Ausbildung als Elektrotechniker, bevor er seiner Berufung nachkam und Medizin an der Universität von Innsbruck und Graz studierte. Bereits während des Studiums beschäftigte er sich mit komplementärmedizinischen Methoden. Schrittweise absolvierte er Ausbildungen in Manueller Medizin, Homöopathie, Neuraltherapie, Funktioneller Myodiagnostik, Orthomolekularer Medizin und in der Diagnostik und Therapie nach F. X. Mayr. Zu letzteren entwickelte er im Zuge seiner beruflichen Tätigkeit mit Dr. Erich Rauch, einem direkten Schüler Dr. Mayrs, eine besondere Affinität und entwickelte diese zur Modernen Mayr-Medizin und dem VIVAMAYR-Prinzip weiter.

Nach anfänglicher Tätigkeit im Dellacher Gesundheitszentrum Golfhotel, dessen Leitung Stossier 1992 von Dr. Rauch übernahm, gründete er 2005 gemeinsam mit seiner Gattin Dr. Christine Stossier VIVAMAYR, das heute ein Zentrum in Maria Wörth und Altaussee sowie Kliniken in Wien und London umfasst. Neben der ärztlichen Leitung von VIVAMAYR Maria Wörth ist Dr. Stossier auch in der Ausbildung von Ärzten tätig. Seine Lehrtätigkeit beinhaltet die Moderne Mayr-Medizin, Orthomolekulare Medizin und Funktionelle Myodiagnostik. 2016 wurde er zum Professor für Applied Kinesiology in Rehabilitation an der Ludes University in Lugano ernannt.

Als (Mit)Begründer des Referats für Komplementäre Medizin und dessen langjähriger Referent in der Kärntner und der Österreichischen Ärztekammer hat er standespolitisch mitgewirkt, dass komplementärmedizinische Methoden in Österreich als Diplome etabliert und anerkannt wurden. Sie haben mittlerweile auch innerhalb der EU Gültigkeit.

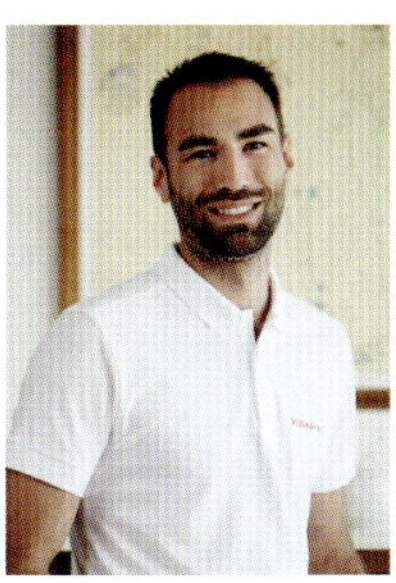

Dr. med. Georg Stossier (Jg. 1992) wurde in eine Familie von „Mayr-Ärzten" hineingeboren und hat diese Philosophie mit der Mutterbrust aufgesogen. Später fand er seinen Weg im Medizinstudium, das er in Timișoara, Rumänien, absolvierte. Seine Promotionsarbeit über die Zusammenhänge von Mineralstoff- und Säure-Basen-Veränderungen bei (prä)diabetischer Stoffwechsellage zeigt sein Verständnis für komplementärmedizinische Zusammenhänge. Neben der klassischen medizinischen absolviert(e) er diverse komplementärmedizinische Ausbildungen und engagiert sich in verschiedenen Ernährungsfragen.

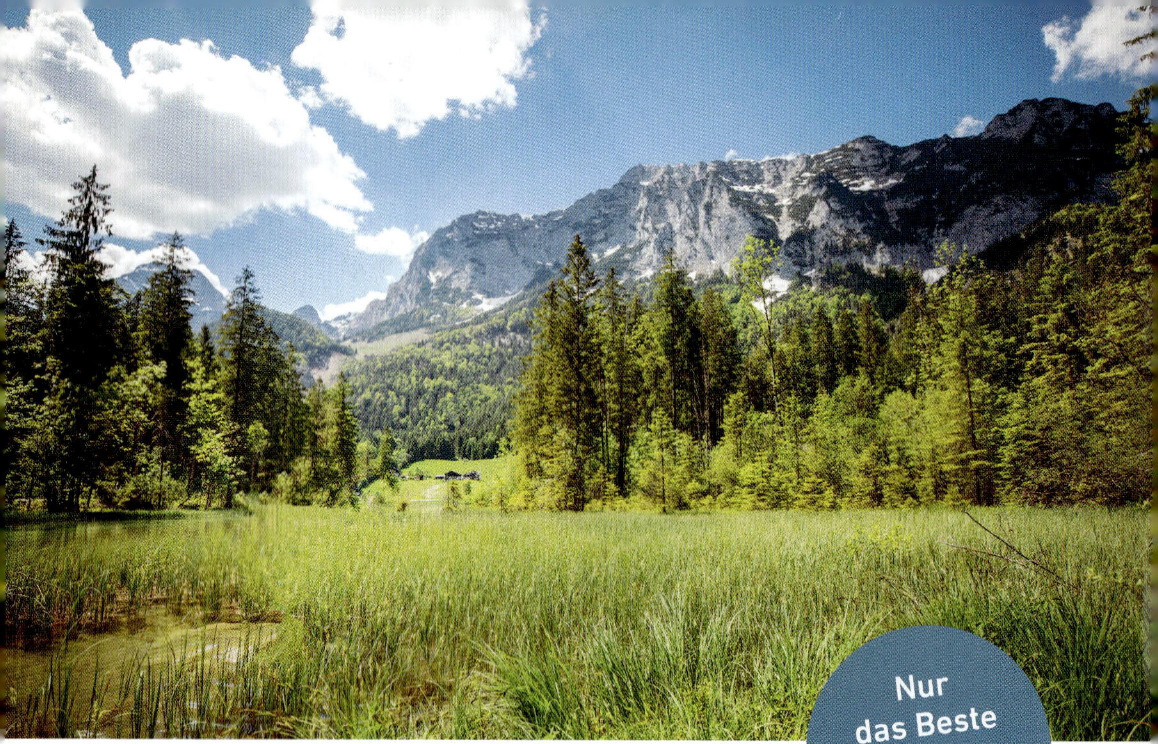
Nur
das Beste
in unseren
Produkten